Kohlhammer

Die Autoren

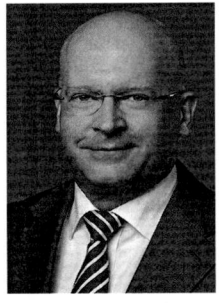

Werner Fleischer, Dipl.-Pädagoge mit den Schwerpunkten Erwachsenenbildung und Psychologie ist deutschlandweit als selbstständiger Berater, Coach und Moderator seit 1998 in Kliniken und Krankenhäusern tätig und seit 2004 allein auf diesen Bereich spezialisiert. Er begleitet klinische Leitungskräfte bei Führungs- und Veränderungsprozessen, bei der Konfliktlösung sowie bei Fragen des Selbstmanagements und der Karriereentwicklung.

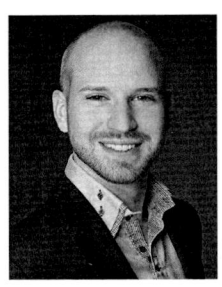

Benedikt Fleischer, B. Sc. in Wirtschaftspsychologie, M. A. in Kulturwissenschaften, ist zertifizierter Moderator und Trainer für DISG-Verhaltens- und Arbeitsplatzprofile und seit 2016 als Coach und Berater im Pflegebereich tätig. Er begleitet Personalauswahl- und Personalentwicklungsprozesse durch die Vermittlung eignungsdiagnostischer Tools, moderiert Team-Supervisionen und Arbeitsgruppen zum Thema Prozessoptimierung und vermittelt Führungsgrundlagen an Führungskräfte.

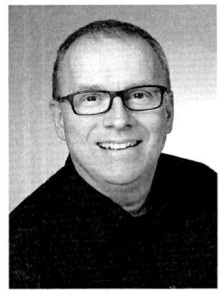

Martin Monninger ist seit 1996 in der Anästhesie, Intensiv- und Notfallpflege tätig. Davon ist er seit über 10 Jahren verantwortlich für die Notaufnahme der Kreiskliniken in Reutlingen. Dabei hat er umfassende Erfahrungen in der effizienten Organisation von Strukturen und Prozessen gesammelt, sowie Führungs- und Management-Kompetenzen erworben.

Werner Fleischer/Benedikt Fleischer/
Martin Monninger

Teamarbeit und berufsgruppenübergreifende Zusammenarbeit

Band 3

Verlag W. Kohlhammer

Dieses Werk einschließlich aller seiner Teile ist urheberrechtlich geschützt. Jede Verwendung außerhalb der engen Grenzen des Urheberrechts ist ohne Zustimmung des Verlags unzulässig und strafbar. Das gilt insbesondere für Vervielfältigungen, Übersetzungen, Mikroverfilmungen und für die Einspeicherung und Verarbeitung in elektronischen Systemen.

Die Wiedergabe von Warenbezeichnungen, Handelsnamen und sonstigen Kennzeichen in diesem Buch berechtigt nicht zu der Annahme, dass diese von jedermann frei benutzt werden dürfen. Vielmehr kann es sich auch dann um eingetragene Warenzeichen oder sonstige geschützte Kennzeichen handeln, wenn sie nicht eigens als solche gekennzeichnet sind.

Es konnten nicht alle Rechtsinhaber von Abbildungen ermittelt werden. Sollte dem Verlag gegenüber der Nachweis der Rechtsinhaberschaft geführt werden, wird das branchenübliche Honorar nachträglich gezahlt.

Dieses Werk enthält Hinweise/Links zu externen Websites Dritter, auf deren Inhalt der Verlag keinen Einfluss hat und die der Haftung der jeweiligen Seitenanbieter oder -betreiber unterliegen. Zum Zeitpunkt der Verlinkung wurden die externen Websites auf mögliche Rechtsverstöße überprüft und dabei keine Rechtsverletzung festgestellt. Ohne konkrete Hinweise auf eine solche Rechtsverletzung ist eine permanente inhaltliche Kontrolle der verlinkten Seiten nicht zumutbar. Sollten jedoch Rechtsverletzungen bekannt werden, werden die betroffenen externen Links soweit möglich unverzüglich entfernt.

1. Auflage 2021

Alle Rechte vorbehalten
© W. Kohlhammer GmbH, Stuttgart
Gesamtherstellung: W. Kohlhammer GmbH, Stuttgart

Print:
ISBN 978-3-17-035773-0

E-Book-Formate:
pdf: ISBN 978-3-17-035774-7
epub: ISBN 978-3-17-035775-4
mobi: ISBN 978-3-17-035776-1

Vorwort

Herzlich willkommen zum 3. Band der Buchreihe »Wirksam führen | Pflege«. Im ersten Band haben wir ausführlich über die Grundlagen der Mitarbeiterführung informiert und einen praxisorientierten Leitfaden vorgelegt; mit solidem Grundlagenwissen und schnellen Hilfestellungen bei akuten Herausforderungen und Spannungen – lösungsorientiert, einfach und souverän. Anhand theoretischer Grundlagen und praktischer Alltagstipps haben wir gezeigt, wie herausfordernd es ist, eine Führungsposition zu gestalten und auszufüllen. Aber auch, wo Fallstricke lauern und wie viel ehrliches Engagement von einer Führungskraft erwartet wird.

- Band 1 bildet damit die Basis für alle folgenden Bände.
- Band 2 beschäftigt sich intensiv mit moderner Gesprächsführung entlang der Grundregel: Führen geht nur über das Gespräch. Hier werden Mechanismen mit ihren theoretischen Hintergründen aufgezeigt, die zwischen Menschen im Gespräch wirken. Die Vielzahl der Führungsgespräche im Klinikalltag mit ihren eigenen Zielen und Inhalten ist übersichtlich dargestellt und für die persönliche Vorbereitung umfassend als Nachschlagewerk aufbereitet. Jede pflegerische Leitungskraft hat somit die Möglichkeit, sich mit diesem Band in ihrer Gesprächsführung weiterzuentwickeln. Checklisten zur Vor- und Nachbereitung von Gesprächen runden diesen Band ab.
- Der vorliegende Band 3 zeigt auf, wie Teams gebildet werden, wo Konfliktpotenzial liegt, was die Stärken von gut aufeinander eingespielten Top-Teams sind und wie die interprofessionelle Zusammenarbeit zwischen Ärzt*innen und Pflegekräften im täglichen Umgang funktionieren kann.

In einer Welt mit einem hohen Grad an Spezialisierungen können komplexe Aufgaben oft nur gemeinsam gelöst werden. In Krankenhäusern ist das perfekte Zusammenspiel im Team, sei es in der Pflege oder zwischen ärztlichem Personal und Pflegekräften, mehr als nur Beigabe, es ist unter Umständen sogar überlebenswichtig. Die Arbeit sollte zügig und reibungslos im Zusammenspiel der unterschiedlichen Berufsgruppen funktionieren. Jeder muss sich auf den anderen verlassen können und alle sollten dasselbe Ziel haben: die schnelle und professionelle medizinische und pflegerische Versorgung der Patientinnen und Patienten. Doch ein Team entsteht nicht nur, weil mehrere Individuen zusammenarbeiten. Es bedarf der Teambildung und entsprechender Maßnahmen, damit aus Fachkräften mit unterschiedlichen Qualifikationen eine gut funktionierende Einheit wird, für die eine professionelle Zusammenarbeit selbstverständlich ist. Wir geben Ihnen mit dem vorliegenden Band das nötige Werkzeug an die Hand, um aus einer Gruppe ein Team und schließlich ein Top-Team zu formen – mit Spaß, Engagement und Überzeugungskraft.

Die weiteren Bände dieser Reihe haben folgende Inhalte:

- Band 4: Rollen- und Verhaltensprofile, Konflikte konstruktiv lösen
- Band 5: Ziel-, Zeit- und Selbstmanagement
- Band 6: Change-Management

Insgesamt stellt die gesamte Reihe ein Nachschlagewerk »aus der Praxis für die Praxis« dar.

Die Autoren möchten mit dieser Reihe Pflegeleitungen praktische und theoretische Hilfestellungen und Tipps geben, um jederzeit selbstbestimmt und vorausschauend handeln zu können und das fordernde Aufgabenspektrum, die Bedürfnisse der Mitarbeiter, die täglich neuen Herausforderungen und den Klinikalltag zu bewältigen und bestenfalls selber mitzugestalten.

Ein besonderer Dank der Autoren bei Entstehung dieser Buchreihe gilt Martina Conradt für ihre unermüdliche Recherche, ihren sprachlichen Schliff sowie ihre kritischen und konstruktiven Anmerkungen.

Werner Fleischer   Benedikt Fleischer   Martin Monninger

Hinweis zur Gendergerechtigkeit:
Wir bemühen uns, alle Texte nach modernen Richtlinien zu gendern. Sollte es in manchen Fällen wegen der besseren Lesbarkeit nicht möglich sein, sind dennoch immer alle Menschen angesprochen. Feststehende Bergriffe, wie beispielsweise »Ärztekammer«, »Mitarbeiterführung«, »Chefarztwechsel« oder »Mitarbeiterjahresgespräch« bleiben unverändert.

Inhalt

Vorwort			5
1	**Einleitung: So tickt eine gute Teamleitung – Grundsätzliches**		**11**
2	**Theorien und Modelle**		**17**
	2.1	Gruppe oder Team: Definition	17
		2.1.1 Grundbedingungen von Teams	17
		2.1.2 Teamentwicklung	18
		2.1.3 Phasen der Teambildung	25
		2.1.4 Teambildung	27
		2.1.5 Anforderungen an den Teamleiter	28
		2.1.6 Teamkoordination	29
		2.1.7 Teammoderation	29
		2.1.8 Sind wirklich alle gleich?	30
		2.1.9 So wird aus einem Team ein Top-Team	32
	2.2	Riskante Teamdynamiken	36
		2.2.1 Das unerfahrene Team	36
		2.2.2 Das depressive Team	37
		2.2.3 Die mauernden Teams	39
		2.2.4 Das fraktionierte Team	41
3	**Das Team im Blick – Analyse-Tools**		**43**
	3.1	Die Bindungsanalyse	43
	3.2	Um wen muss sich die Leitungskraft nun zuerst kümmern?	46
	3.3	Das Soziogramm	48

4	**Teamführung im Klinikalltag**	**51**
4.1	Fortbildungen	52
4.2	Supervision	52
4.3	Die Führungs-Supervision	53
4.4	Psycho-Hygiene – Achtsamkeit – Selbst-Management	54
4.5	Nähe und Distanz	55
4.6	Mitarbeiterbesprechung	57
4.7	Schnittstellen zwischen Teams	59
5	**Berufsgruppenübergreifende Zusammenarbeit**	**62**
5.1	Was macht sie so schwer?	62
5.2	Der Klassiker: Die Silo-Struktur	65
5.3	Aufgaben werden delegiert	68
6	**Herausforderungen für Teams**	**70**
6.1	Teamfunktion bei der Burn-out-Prävention	70
6.2	Konflikte erkennen und lösen	71
6.3	Erste Hilfe bei Konflikten in Teams	74
6.4	Déformation professionnelle	76
7	**Mehr Pflegekräfte per Gesetz – Chancen und Risiken**	**78**

Und zum Schluss **81**

Literatur **82**

Stichwortverzeichnis **85**

Piktogramme

 Empfehlung/Tipp   Warnung

 Fallbeispiel   Information

1 Einleitung: So tickt eine gute Teamleitung – Grundsätzliches

»*Das Ganze ist mehr als die Summe seiner Teile*«
Aristoteles (384–322 v. Chr.)

Oberste Priorität für eine Teamleitung bei der Bildung eines Teams ist ein Überblick, was jede*r Einzelne der Gruppe an Kompetenzen und positiven beruflichen Erfahrungen mitbringt, um die geforderten Aufgaben zu erfüllen. Das beginnt für die Pflegeleitung oft mit einer Fleißarbeit: Wenn eine Leitungskraft ein Pflegeteam übernimmt, macht es Sinn, mit Unterstützung der Personalabteilung, Akten, Zeugnisse, Weiterbildungsnachweise und eventuell auch die vereinbarten Ziele aus den Mitarbeiter-Jahresgesprächen jedes Teammitgliedes zu lesen. Schon hier sind gelegentlich Informationen erkennbar, die im täglichen Umgang untergehen. Sie sind ein wertvoller Schatz für die Integration des Mitarbeiters in das Team: Welche Einsatzbereiche in anderen Kliniken und bei vorangegangenen Arbeitnehmern sind erkennbar? Wie werden das Leistungs- und Sozialverhalten aus vorangegangenen Stellen bewertet? In welchen Projekten hat er oder sie sich besonders hervorgetan? Gibt es persönliche Interessen, die auch in der aktuellen Tätigkeit förderlich sind?

Wer wissen will, wie fit seine Mitarbeitenden fachlich, mental und körperlich sind, sollte sie hin und wieder bei der Arbeit begleiten und auch regelmäßig unterstützen. Denn nur so ist zu erkennen, wie eine Pflegekraft im Umgang mit anvertrauten Menschen agiert, ob sie in der Lage ist, die erforderlichen Tätigkeiten präzise und souverän auszuüben bei gleichzeitiger Patientenorientierung und ob sie motiviert bei der Sache ist. Erkennt die Führungskraft Mängel, gibt es immer Möglichkeiten, entgegen zu wirken: durch Anleitung, Hospitation, Coaching, Fortbildungen – entweder für einzelne Mitarbeitende oder das ganze Team. Mitarbeitervisiten sind zusätzlich eine gute Gelegenheit, Pflegequalität zu überprüfen, Feedback zu geben und den allgemeinen Austausch über Vorgehensweisen und Prozesse voranzutreiben.

> Machen Sie die Augen auf, beobachten Sie und nehmen Sie sich Zeit für Ihre Mitarbeiter und deren Werdegänge. Sammeln Sie Eindrücke und investieren Sie Zeit, Aufmerksamkeit und Interesse für die Kolleginnen und Kollegen. Das sind wichtige Voraussetzungen, um aus einzelnen Individuen eine Mannschaft zu formen. Das ist zwar eine anspruchsvolle Herausforderung, aber sie ist zielführend und macht Spaß.

Eine Pflegeleitung muss, auch über mehrere Stationen hinweg, immer alle Mitarbeiterinnen und Mitarbeiter im Blick haben:

- Wo kann wer am effektivsten eingesetzt werden?
- Wer wäre an einem anderen Einsatzort eventuell zufriedener und damit effizienter?
- Wo liegen die individuellen Stärken und Schwächen?
- Gibt es augenscheinliche psychische Blockaden?
- Was könnte unterstützend dabei wirken, alle Potenziale bestmöglich zu entwickeln und einzubringen?

Ein Team zu bilden und zu pflegen kostet Zeit und fordert Engagement. Wer jedoch die Chancen, Bedürfnisse und Potenziale einzelner nicht nutzt, vergrößert mittelfristig sogar seine persönliche Belastung. Wer alle im Team über einen Kamm schert, wird nicht erfolgreich sein. Eine gute Teamleitung setzt sich differenziert mit jeder*m Einzelnen auseinander, kennt die Reifegrade bzgl. der Schlüsselaufgaben und sorgt so dafür, dass sich einzelne Teammitglieder gegenseitig unterstützen, fördern, aneinander wachsen und gemeinsam stärker werden. Auf der anderen Seite wird die Pflegeleitung durch ein gut funktionierendes Team entlastet, weil sie an einigen Stellen Aufgaben an andere Spitzenkönner delegieren kann – immer in der Gewissheit, dass alle Aufgaben dann auch zur vollkommenen Zufriedenheit erfüllt werden. Eine gute Analyse und die Umsetzung der Erkenntnis daraus, machen die Arbeit effizienter und damit für die Pflegeleitung leichter.

Das Ziel sollte es sein, ein Top-Team zu schaffen, das am Ende in der Lage ist, sich selbst zu supervidieren, zu analysieren, eigene Regeln zu finden und sich auch daran zu halten. Wer als Pflegeleitung ein Team verantwortet, das selbstständig lösungsorientiert agiert, Prozesse und Strukturen im Blick hat und selbst Verantwortung übernimmt, entlastet sich erheblich.

Ein gutes Beispiel hierfür sind häufig Hebammen, die aufgrund ihrer Abgrenzung zu anderen Berufsgruppen, die in einer Klinik tätig sind, gelernt haben, in eine hohe Eigenverantwortung zu gehen. Sie pflegen ihre Teamzusammengehörigkeit, oft sehr intensiv und erfolgreich. Sehr ähnlich verhält es sich auch auf Intensivstationen und in Notaufnahmen und auf Intensivstationen. Dort sind gute Teams keine Seltenheit, da sie aufgrund der hohen beruflichen Belastung und Anspannung gelernt haben, sich aufeinander zu verlassen, sich zu vertrauen und so effizient und effektiv gemeinsam zu arbeiten. Insuffizienz kann auf solchen Stationen Menschenleben in Gefahr bringen. Auch hier kann es zwar zu Konflikten kommen, aber auf der anderen Seite sind diese Teams auch in der Lage, schneller und konstruktiver Lösungen zu finden.

Zusammengefasst heißt das: Die Leitungskraft muss, bezogen auf die anstehenden Aufgaben,

- das Wissen der Mitarbeitenden kennen,
- ihre Erfahrungen und übertragbaren Leistungen im Blick haben,
- die Motiovation, Initiative und Ziele der Mitarbeitenden kennen
- wie viel Selbstvertrauen ein*e Mitarbeitende*r hat.

Im Mittelpunkt der Beobachtungen bei der Entwicklung zum Team steht das Leistungsverhalten. Leistung ist jedoch mehr als lediglich die Erfüllung der Aufgaben. Weitere Parameter sind die Zeit: schafft ein*e Mitabeitende*r die erforderlichen Arbeiten auch in der dafür festgesetzten Zeit und in dem erwarteten hohen pflegerischen Qualitätsstandard. Auch das Sozialverhalten während der

Schicht im Umgang mit Kolleg*innen, Patient*innen, das Feedback-Verhalten, die gegenseitige Unterstützung usw. spielen eine große Rolle in der Analyse des Teamzustandes.

Eine Pflegeleitung ist dann gut in ihrem Job, wenn es gelingt, ein Team zu formen, in dem sie von jedem Mitglied in 80 % der Zeit weiß, wie es um ihn oder sie in Bezug auf Wissen, Erfahrung, Motivation, Selbstvertrauen und Belastung steht – alles natürlich im beruflichen Kontext.

»*Warum über die Dunkelheit jammern, wenn man eine Kerze anzünden kann*«
Chinesisches Sprichwort

Es gibt immer noch Pflegebereiche, in denen es katastrophal läuft – mit hohem Krankenstand, schlechter Führung, mieser Zusammenarbeit mit Ärztinnen und Ärzten und genereller Unzufriedenheit. Daraus resultieren noch mehr Unzufriedenheit und damit verbunden auch mangelnde Sorgfalt bei der Versorgung der Patient*innen. Gleichzeitig sind viele Dinge im Gesundheitsbereich im Wandel und werden aktiv – durch Gesetzgebung oder Ambitionen von Klinikleitungen – verändert. Sehen Sie diese Veränderungen als Chance und nicht als eine weitere Bedrohung. Noch nie wurde über Pflege, den Beruf im Allgemeinen, die Ausbildung, die Belastungen und die gesellschaftliche Anerkennung so intensiv gesprochen und debattiert wie zurzeit. Zwar kann niemand garantieren, dass sofort alles besser wird. Aber Mitarbeitende in der Pflege haben jetzt die Möglichkeit, sich aktiv in die Veränderungsprozesse einzubringen, Vorschläge zu machen, sich von Missständen abzugrenzen und die Veränderungsprozesse bewusst mitzugestalten. Nicht meckern, dass es jetzt beispielsweise eine Pflegekammer geben soll, sondern die Chancen sehen und nutzen. Lernen Sie wieder, von Ihrem Berufsstand mit Achtung und Respekt zu sprechen. Dann können Sie ihn auch anderen gegenüber und in der Öffentlichkeit selbstbewusst verteidigen. Seien Sie Gestalter der Zukunft ihres Berufsstandes.

Leider übernehmen immer noch Pflegekräfte die Leitung einer Station, die zwar fit in ihrem Beruf, engagiert und fleißig sind, aber oftmals noch keine systematische Qualifizierung durchlaufen haben, in der sie gelernt haben, Leitungsvoraussetzungen zu schaffen und Teamführung professionell zu praktizieren. Das ist ein grober Managementfehler, da so durchaus hervorragendes Potenzial einfach verschlissen wird. Denn Leitung muss gelernt werden. Nur dann sind Leitungskräfte auch in der Lage, einen zusammengewürfelten Haufen an Menschen zu einem Team zu entwickeln, in dem sie Zeit investieren, Kenntnisse und Erfahrungen vermitteln, in Jahresgesprächen Ziele vereinbaren, in Talentdialogen Potenziale erkennen und weiterentwickeln sowie in Feedback- und/oder Kritikgesprächen mangelhaftes Leistungs- und Sozialverhalten ansprechen und Verbesserung fordern.

Team und Arbeitszufriedenheit

Ob Uni-Kliniken, konfessionelle Häuser, kommunale Krankenhäuser oder auch private Kliniken – Pflegekräfte sind heute gut ausgebildete, professionelle Spezialist*innen mit Organisationstalent, medizinisch-pflegerischem Fachwissen und Beratungskompetenzen. Darüber hinaus ist immer noch für viele die Grundmotivation, diesen Beruf zu ergreifen, die ganz besondere Nähe zu Menschen: Für Kranke da zu sein, zu pflegen und zu begleiten. Das ist wichtig und wird immer noch gebraucht im Krankenhausalltag. Kranke Menschen möchten eine zugewandte Pflege.

In konfessionellen Häusern liegt oft zusätzlich eine ausgeprägte Wertestruktur vor. Aus dem Akt der Nächstenliebe wird die Pflege eine besondere Herausforderung.

Spannend sind Untersuchungen zwischen Patienten- und Mitarbeiterzufriedenheit. Hier ist eine erstaunliche Korrelation festzustellen: Ist die Patientenzufriedenheit in einem nicht-konfessionellen Haus eher hoch, ist die Mitarbeiterzufriedenheit tendenziell geringer ausgeprägt. In konfessionellen Häusern gibt es einen noch größeren Abstand, da aus dem Anspruch der Nächstenliebe die konfessionelle Pflegekraft alles tut, um die Schwächen des Systems zu kompensieren, damit Patient*innen daraus keinen Nachteil erfahren. Sie fühlt sich dadurch aber stark belastet (bis überlastet) und ausgenutzt, ohne es den Patient*innen zu zeigen. Dies kann tendenziell dazu führen, dass sogar ein negativer Wert der Mitarbeiterzufriedenheit, also eine hohe Unzufriedenheit, dennoch hohe Zufriedenheit bei den Patient*innen schafft.

In säkularen Kliniken ist es anders: Hat die Pflegekraft schlechte Laune, ist ausgebrannt und überarbeitet, merken das tendenziell auch die Patient*innen. Also ist auf allen Seiten die Zufriedenheit eher niedrig.

> Die Stimmung im Team überträgt sich auf die Patientinnen und Patienten. Häufig besonders gut zu spüren ist das in der Psychiatrie – sowohl in der Kinder- und Jugend als auch in der Erwachsenenpsychatrie. Herrschen in Teams starke Spannungen, sind die Patientinnen und Patienten sich selbst und anderen gegenüber aggressiver oder erleiden schneller eine Verstärkung ihrer Symptome.

2 Theorien und Modelle

2.1 Gruppe oder Team: Definition

Sind Sie noch eine Gruppe oder schon ein Team? Ohne Zweifel kann die Zusammenarbeit in einer Gruppe mühselig und anstrengend sein. Individuen mit verschiedenen Verhaltensprofilen werden in der Klinik häufig zu einer *Zwangsgemeinschaft* zusammengeführt. Gemeinsam müssen Sie unter Zeitdruck nur schwer vorhersehbar, komplexe Aufgaben bewältigen. Dafür ist es wichtig, dass sie sich als Team und nicht nur als Gruppe verstehen. Was aber ist nun der entscheidende Unterschied zwischen einem Team und eine Gruppe? Die Gegenüberstellung macht deutlich, dass die sehr guten Leistungen, die im Klinikalltag erbracht werden müssen, nur mit einem gut eingespielten Team möglich sind.

2.1.1 Grundbedingungen von Teams

In Untersuchungen wurden folgende Grundbedingungen herausgearbeitet, die erfüllt sein müssen, damit sich ein Team tatsächlich als solches fühlt (Bender 2009).

- *Gemeinsame Ziele:* Sie sind die Basis, damit ein Team seine Aufgaben erfüllen kann.
- *Kommunikation und Interaktion:* Die Teammitglieder müssen die Möglichkeiten zur direkten Interaktion haben – sie sehen sich regelmäßig und sprechen miteinander. Dieser Aspekt geht über den Informationsaustausch hinaus. Auch wenn der grundsätz-

lich gewährleistet ist, müssen die Teammitglieder die Möglichkeiten zum regelmäßigen, direkten Kontakt haben.
- *Persönliche Motivation:* Die Teammitglieder eint eine ausgeprägte persönliche Motivation nach Leistung, kontinuierlicher Verbesserung und persönlicher Erfüllung.
- *Aufgaben und Rollenklarheit:* Jedes Teammitglied hat eine eindeutige Aufgabe und Rollenzuweisung und kennt seinen Platz im Team.
- *Aufgabenspezifische Klarheit:* Die Teammitglieder können ihre Arbeitskraft nur dann auf ihre spezifischen Aufgaben konzentrieren, wenn
  - die Erwartungen, Ziele und Positionen klar sind,
  - die individuellen Kenntnisse und Fähigkeiten zur Aufgabe passen,
  - alle erforderlichen Informationen, Tools, Geräte usw., die zur Erfüllung der Aufgabe erforderlich sind, bereitgestellt werden.
- *Emotionale Verbundenheit:* Um sich als Team zu fühlen, brauchen die Mitglieder eine Verbundenheit auf emotionaler Ebene. Dabei geht es um ein positives Grundgefühl gegenüber den Kolleginnen und Kollegen im Team (»Die sind okay und ich bin okay«). Das ist wichtig, um aufkommende Konflikte besser bewältigen zu können.
- *Positionierung nach außen:* Innerhalb des Teams gibt es eine klare Absprache hinsichtlich der Beziehung und Schnittstellen zu anderen Teams, Stationen, zur Klinikleitung, zu Patient*innen und Angehörigen. Dabei geht es nicht um Abgrenzung, sondern um die Klärung der externen Erwartung an das Team sowie die Erwartung des Teams an die Umgebung.
- *Akzeptanz:* Die gegenseitige Akzeptanz ist die Grundlage für die Identifikation mit dem Team.

2.1.2 Teamentwicklung

Es gibt verschiedene Maßnahmen und Möglichkeiten, mit denen Teams entwickelt werden können. Eine hilfreiche Visualisierung für Leitungskräfte ist dabei, ihr Team wie ein Wagenrad zu sehen, das sie mit Antriebsenergie vorantreiben. Für die Stabilität sorgen die einzelnen Teammitglieder. Maßgeblich beeinflusst wird der Zustand von transparenten Zielen und qualitativ guten Beziehungen. Davon hängt ab, ob das Gesamtsystem vorwärts kommt: Bricht eines der Räder, gerät der ganze Wagen, sprich das Gesamtsystem, ins Schlingern.

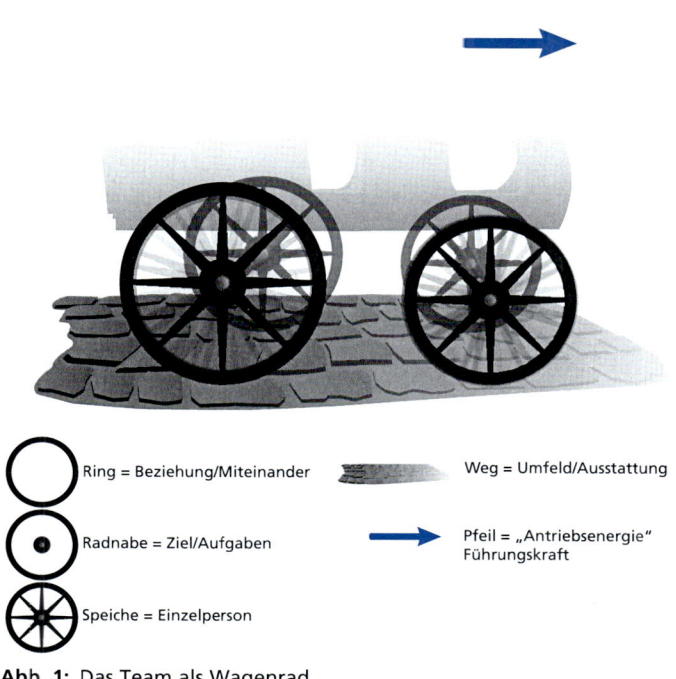

Abb. 1: Das Team als Wagenrad

Die Speiche steht für Mitarbeitende/Teammitglieder. Sie beinhaltet damit auch

- Qualifikation,
- Soziales Verhalten,
- Personalschlüssel.

> Das Rad ist nur stabil, wenn alle Speichen stabil sind. Jede*r im Klinikteam ist also wichtig. Wir können es uns nicht leisten, dass einer im Team durchhängt, sich ausgegrenzt fühlt oder sich entzieht.

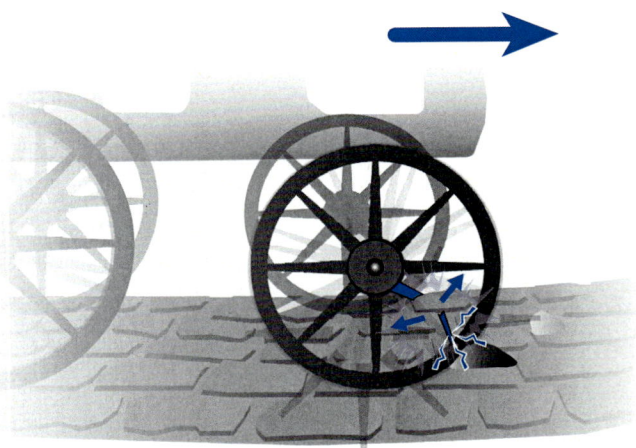

Abb. 2: Wenn Mitarbeiter wegbrechen …

Die Nabe symbolisiert Ziele, Verantwortlichkeiten und Aufgaben. Dazu gehören

- Klarheit,
- Transparenz,
- Verbindlichkeit.

> Ohne den Mittelpunkt der Radnabe, können die einzelnen Speichen nicht fokussiert auf einen Punkt zulaufen. Sie gehen, sie arbeiten, sie reden sogar aneinander vorbei. Gemeinsame Ziele verbinden im Klinikalltag.

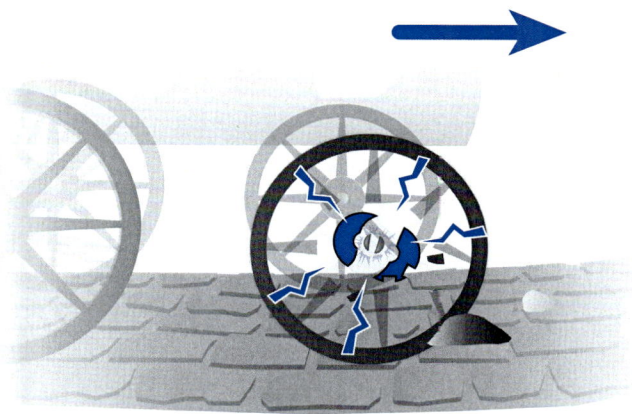

Abb. 3: Wenn die Ziele verloren gehen …

Der Ring steht für die Beziehungen im Team, das Miteinander und damit auch für

- Informationsfluss,
- Feedbackverhalten,
- Fehlerkultur,
- Konfliktkultur,
- Vertrauen.

> Wenn der Ring eine Schwachstelle hat, kann ein einzelner Stein von außen den Ring zum Brechen bringen. Eine gute Bindung zwischen den einzelnen Teammitgliedern schweißt auch im Angesicht von Krisen zusammen. Stabile Beziehungen geben außerdem ein Wir-Gefühl und schaffen Identifikation.

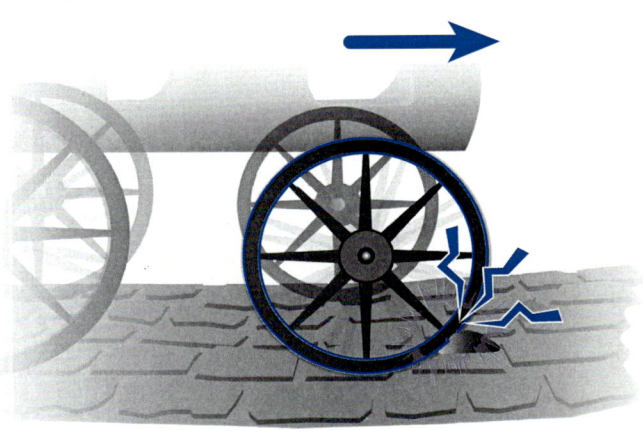

Abb. 4: Wenn das Miteinander Schaden nimmt …

Der Weg steht für die Rahmenbedingungen und Ausstattung, wie z. B.

- technische Ausstattung,
- Zuweiserbindung,
- Schnittstellen,
- Aufbaustruktur,
- Prozessqualität.

> Wenn der Pfad steinig und schwer zu befahren ist, ist das Vorankommen erschwert, vor allem, wenn die richtige Ausstattung fehlt. Es ist die Aufgabe jeder Führungskraft, diese Steine aus dem Weg zu räumen und in ihrem Bereich für eine optimale Ausstattung zu sorgen bzw. dafür zu kämpfen, denn optimale Rahmenbedingungen fördern den Erfolg.

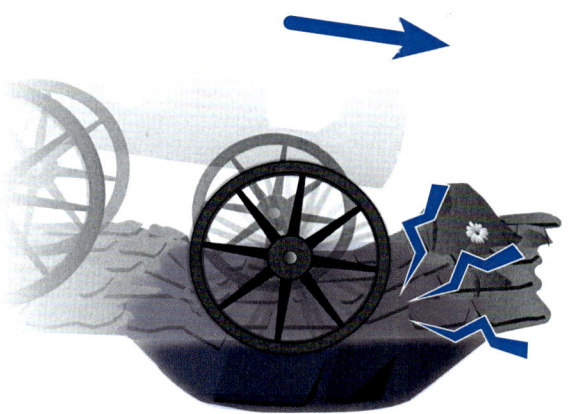

Abb. 5: Wenn die Ausstattung mangelhaft ist ...

Der Austausch zwischen den Rädern am Wagen beschreibt die Schnittstellen zwischen verschiedenen Teams und damit

- Absprachen und Regeln,
- eine eindeutige und konstruktive Kommunikation,
- Über- und Weitergabe von Ressourcen, Patient*innen und Informationen,
- Beziehungen und Bindungen zu anderen Teams.

> Haben die Räder am Wagen unterschiedliche Drehmomente, schlingert der gesamte Wagen. Manche Räder schleifen dann hinterher, andere hängen in der Luft. Genauso ist es in einer Klinik, wenn zwischen unterschiedlichen Teams/Bereichen/Stationen/Abteilungen eine schlechte oder keine Abstimmung existiert: Es kommt an den Schnittstellen immer wieder zu Fehlern, Verzögerungen, Überlastungen und Mängeln. Ein gutes Team hat nicht nur sich und die eigenen Mitglieder im Blick, sondern auch seine Verbindungen und Schnittstellen zu anderen Teams. Dies gilt insbesondere auch im Hinblick auf die berufsgruppenübergreifende Zusammenarbeit.

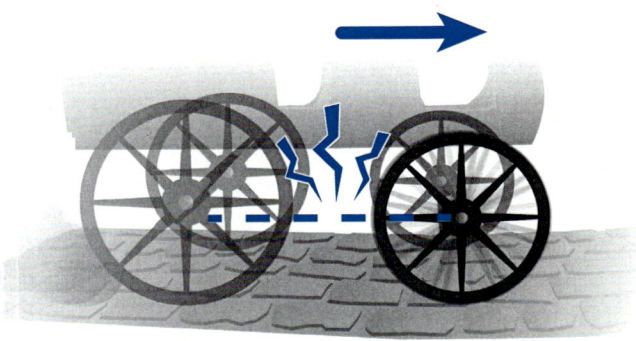

Abb. 6: Wenn es an den Schnittstellen hakt ...

Die Energie auf dem Rad gibt den Antrieb, Steuerung, Richtung und wichtige Impulse. Sie steht für

- Führung,
- Steuerung,
- Koordination.

> Ist die Führungskraft nicht präsent, droht das Team zu stagnieren. Als erstes gehen gemeinsame Standards und Werte verloren.
> Kann sich nur ein Rad nicht drehen, wird es nur noch am Karren mitgeschliffen und der Ring nimmt Schaden. Das heißt: Ist keine Führung vorhanden, die die Energie auf alle Räder verteilt, gehen als erstes das Miteinander und das Wir-Gefühl verloren. Deshalb ist es wichtig, dass sich eine Führungskraft immer wieder die Frage stellt: »Bin ich präsent, setze ich mich ein für die Umsetzung von Werten und Standards, gebe ich Feedback?«

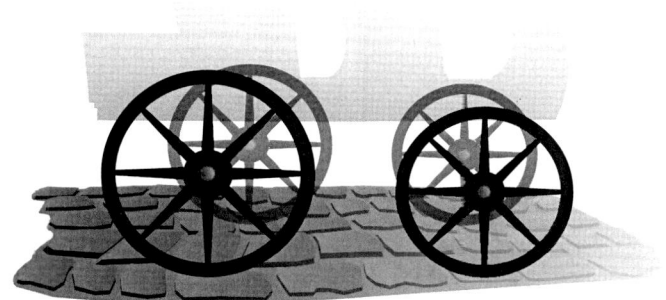

Abb. 7: Wenn die Führung fehlt, steht das Rad still ...

2.1.3 Phasen der Teambildung

Ein Team ist kein starres Konstrukt. Vielmehr verändert es sich im Laufe der Zeit: Manche Mitglieder verlassen die Teams, neue kommen dazu. Es können Spannungen entstehen, aus denen später sogar Konflikte werden können oder es werden Allianzen geschmiedet, die andere ausgrenzen.

Die Entwicklung von der Gruppe zum Team lässt sich in vier idealtypische Phasen einteilen (Tuckmann 1965), die von der Teamleitung beobachtet und aktiv gestaltet werden müssen.

1. *Orientierungsphase: Forming*
   Die Teamstruktur ist noch von Unsicherheiten geprägt. Die Gruppenmitglieder probieren aus, welches Verhalten akzeptabel ist und sind auf der Suche nach ihrer Position innerhalb des Teams. Die Abhängigkeit von der Leitung ist groß. In dieser Phase sollten Teilaufgaben und Regeln klar definiert sein, um Orientierung zu geben. Außerdem sollten alle Mitglieder die Möglichkeit bekommen, einander ausgiebig kennenzulernen und sich miteinander zu vernetzen und auszutauschen.

2. *Konfrontationsphase: Storming*
Nachdem sich die Gruppe etabliert hat, folgt eine zweite Phase, die geprägt sein kann von Turbulenzen und Konflikten. Meinungen polarisieren sich, Konkurrenz und Machtverhalten zwischen den Gruppenmitgliedern werden sichtbar, innerhalb der Gruppe wird um die eigene Position gerungen. In dieser Phase entstehen mitunter auch Konflikte mit der Leitung und/oder untereinander. Besonders jetzt ist eine enge Führung notwendig, damit die Führungskraft die Zielverfolgung im Blick behalten und ihre Vorstellungen und Rollen- und Aufgabenzuteilungen durchsetzen kann.
3. *Kooperationsphase: Norming*
Das Team einigt sich auf Spielregeln, Werte und Normen. Der Widerstand gegenüber der Teamführung wird abgebaut, teaminterne Konflikte reduzieren sich. Es entsteht ein Wir-Gefühl. Das Verhalten im Hinblick auf die Arbeitsaufgaben ist durch offenen Austausch von Meinungen und Gefühlen gekennzeichnet. Auch hier kann noch miteinander in der Sache gerungen werden, wie diese Regeln und Werte ausschauen sollen, nach denen sich das Team richten soll.
4. *Wachstumsphase: Performing*
Jetzt ist das Team im besten Fall solide aufgestellt. Personelle Probleme sind gelöst oder entschärft. Das Team ist auf seine Aufgaben und das Erreichen seiner Ziele fokussiert. Alle arbeiten gemeinsam am Erreichen geteilter Ziele unter der akzeptierten Leitung ihrer Führungskraft.

Die Übergänge zwischen diesen Phasen sind fließend. Die Entwicklung eines Teams verläuft nicht zwingend linear von Phase 1–4. Veränderungen im Team können zu Rückschritten oder raschen Fortschritten in der Teamentwicklung führen. Ein Neuzugang, der das Team erweitert, kann diese Dynamik genauso beeinflussen wie der Weggang eines Teammitglieds.

In allen Phasen kann es zu Konflikten und Krisen kommen – die sich deutlich von Phase zu Phase unterscheiden. Darauf gehen wir im Weiteren dieses Buches noch ein.

> Teams entwickeln sich in Phasen und es braucht Geduld, um ein stabiles Team zu schaffen. Auf Veränderungen innerhalb der Gruppe muss ein Teamleiter vorbereitet sein und sollte stets reagieren.
>
> Nutzen Sie das dargestellte Teamrad, um systematisch zu prüfen, wie es zu einem bestimmten Zeitpunkt gerade um Ihr Team bestellt ist. Wie ist der Zusammenhalt im Team? Sind die Ziele für alle klar? Wer braucht momentan mehr oder gar besondere Aufmerksamkeit? Was erschwert aktuell Ihre Arbeit?

2.1.4 Teambildung

Selten gibt es für Teams eine *Stunde null*, in der eine Teamleitung unter einer Vielzahl von Kandidaten die perfekt zueinander passenden Mitglieder auswählen kann. In den allermeisten Fällen müssen Pflegeleitungen mit den vorhandenen Gegebenheiten klarkommen. Dazu gehören unter anderem die Existenz bestehender Untergruppen und eine feste Verteilung verschiedenster Aufgaben und Rollen. Hinzu kommt in der Regel eine nicht vorhandene oder sehr begrenzte Anzahl möglicher personeller Alternativen. Kurz: Meist muss ein Team mit den vorhandenen Mitarbeitenden erst gebildet werden. Aber unabhängig von den gegebenen Voraussetzungen steht immer die Überlegung: Haben wir die richtige Mischung im Team bzw. wie erreichen wir diese? Dazu müssen folgende Fragen geklärt werden.

- Welches Potenzial haben die einzelnen Teammitglieder?
- Wie groß muss das Team sein, um langfristig leistungsfähig zu bleiben?
- Wie soll das Team zusammengesetzt werden?

2.1.5 Anforderungen an den Teamleiter

Eine Pflegeleitung hat Führungsverantwortung für ihre Mitarbeitenden. Es wird erwartet, dass sie nicht nur ein Team führt, zusammenschweißt und weiterbildet, sondern auch Coaching-Aufgaben übernehmen kann. Die Leitung eines Teams ist also kein Geschenk, sondern eine Fleißaufgabe mit langfristigen Verpflichtungen, die neben fachlicher auch eine starke soziale Komponente trägt.

Erfahrungen beweisen: Menschen nehmen eine Anstellung an, weil sie sich für den Job interessieren – und gehen, weil

- sie sich von ihrer*m Vorgesetzten nicht gut behandelt fühlen,
- die Erwartungen der Pflegeleitung nicht kennen,
- zu wenig Feedback bekommen,
- sich nicht ausreichend informiert fühlen,
- sich in Entscheidungsprozesse nicht ausreichend eingebunden fühlen,
- sich im Team allein gelassen fühlen,
- sich weder angenommen noch wohl fühlen.

Auch wenn jemand nicht gleich kündigt – wer unzufrieden ist, ist nicht mehr so leistungsstark und »infiziert« unter Umständen die gesamte Atmosphäre oder auch einzelne Kollegen und Kolleginnen mit seiner Unzufriedenheit.

Unabhängig davon, in welcher Entwicklungsphase sich ein Team befindet, gehört es zu den zentralen Aufgaben einer Leitungskraft

- das Team zu koordinieren,
- das Team zu moderieren,
- Konflikte zu lösen,
- die Möglichkeit zu geben, Fachwissen zu erlangen,
- Erfahrungen zu sammeln,
- die Motivation des Teams auf die gemeinsamen Ziele zu lenken,
- das Selbstbewusstsein des Teams zu stärken,

- für die entsprechende Ausstattung zu sorgen,
- das Team im Außenverhältnis zu repräsentieren,
- das Team zu schützen
- als Hauptansprechpartner zu fungieren, gerade auch für neue Informationen oder Veränderungen, die von extern an das Team herangetragen werden,
- der erste Anlaufpunkt für Sorgen, Ängste und Nöte der Teammitglieder zu sein, da sie Auswirkungen auf Teamgefüge und Leistungsfähigkeit haben können.

2.1.6 Teamkoordination

Die Pflegeleitung ist dafür verantwortlich, die Aufgaben im Team klar zu definieren und sowohl die interprofessionelle Zusammenarbeit mit den Ärztinnen und Ärzten im Haus als auch mit anderen Stationen möglichst effektiv und reibungslos zu gestalten.

Dafür müssen innerhalb des Teams

- Ziele und Abläufe geklärt und transparent vereinbart sein,
- Aufgaben verteilt sein,
- Abläufe kontinuierlich verbessert werden,
- Schnittstellen zu angrenzenden Bereichen definiert und klar geregelt sein.

2.1.7 Teammoderation

In vielen Klinikbereichen, wie in Notaufnahme oder auf Intensivstationen, funktioniert die Zusammenarbeit nicht unbedingt nach einem streng hierarchischem Führungsmodell, sondern die Teammitglieder arbeiten durch eine hohe Identifikation selbstständig und *Hand-in-Hand*. Damit diese Selbstverständlichkeit so bleibt, sollten Entscheidungen immer transparent kommuniziert werden. Deshalb hat die Teamleitung auch eine moderative Aufgabe, das Team in Entscheidungen einzubeziehen und Veränderungen, Neuerungen und Probleme offen zu kommunizieren. Dazu gehören:

- Probleme in der Teamkommunikation zu erkennen und zu beheben,
- sich bei Sachdiskussionen auf das Prozessgeschehen zu konzentrieren,
- dafür Sorge zu tragen, dass sich auch stillere Mitarbeitende einbringen können bzw. alle zu Wort kommen und angehört werden,
- sicherzustellen, dass Argumente zusammengetragen, analysiert und abgewogen werden,
- Zwischenergebnisse festzuhalten,
- ein Endergebnis zu sichern,
- Ziele nicht aus den Augen zu verlieren und weitere Bearbeitungen anzustreben.

2.1.8 Sind wirklich alle gleich?

Unterschiedliche Spezialisierungen von Mitarbeitenden stellen Teams vor die Herausforderung, immer, zu jeder Tages- und vor allem Nachtzeit – unabhängig von der Zusammensetzung – stabil arbeits- und leistungsfähig zu sein. Gemeinsam einen Berg an Arbeit zu bewältigen und auf Augenhöhe zu agieren, ist dabei nicht immer leicht. Seit 2013 wurde begonnen, die Pflege zu diversifizieren: Eine Schicht setzt sich heute nicht selten aus examinierten Pflegekräften, Krankenpflegehelfer*innen, Versorgungsassistent*innen, Stationssekretär*innen und Schüler*innen zusammen. Dabei gelingt es nicht immer, dass examinierte Pflegekräfte mit den einzelnen Gruppen auf Augenhöhe arbeiten. Zusätzlich erschwert wird das Teamgefühl durch die Tatsache, dass nicht alle Pflegehelfenden die gleichen Qualifikationen während der Ausbildung erhalten haben. Dieses Gefälle führt zu mangelndem Vertrauen in die Leistungsfähigkeit der Kollegin, des Kollegen – ohne dem Betroffenen die Chance zu geben, sich zu beweisen.

Der Teamgedanke an sich ignoriert allerdings nicht die unterschiedlichen Qualifikationen, er ergibt sich aus dem Verhalten untereinander. *Das heißt: Alle sind auf Augenhöhe in der Kommunikation bei gleichzeitiger Akzeptanz der unterschiedlichen Qualifikationen.* Wer lernt, auf diese Weise miteinander umzugehen, wird nicht mehr von oben herab handeln, sondern gleichberechtigt agieren. Jeder im Team ist wichtig. Das merkt ein gutes Team gerade dann, wenn die Luft dünn wird – also in Stresssituationen, bei Unterbesetzung oder hohem Patientenaufkommen. Wenn jede*r jeden wertschätzt und die Potenziale und Einsatzmöglichkeiten jeder*jedes Einzelnen richtig eingeschätzt werden, ist ein gutes Team für solche Ausnahmefälle besser gestärkt und vorbereitet. Aufgrund des Mangels an Pflegekräften werden die Teams heute schon vielfach erweitert um Medizinische Fachangestellte (MFA) oder – besonders in Notaufnahmen – um Rettungsassistent*innen. Werden diese Arbeitsgruppen nur zusammengewürfelt ohne notwendige Integrationsmaßnahmen und Schulungen, sind oftmals große Spannungen zwischen diesen drei Berufsgruppen spürbar. Es kommt immer wieder vor, dass examinierte Pflegekräfte den Einsatz von Rettungsassistent*innen oder MFAs als Unterminierung ihrer eigenen berufspolitischen Rolle sehen und diese nicht als Kolleginnen und Kollegen sehen und behandeln, die ihnen mit ihrer ganz speziellen Fachkompetenz und Erfahrung zur Seite stehen, helfen, unterstützen und bestimmte Aufgaben sogar eigenverantwortlich erledigen können. Durch den Einsatz unterschiedlichster Berufsgruppen bleibt oft der Teamgedanke auf der Strecke. Hier ist ein hoher Führungsaufwand nötig, um zwischen diesen Menschen Ressentiments und Vorurteile abzubauen und diese so zu einem Team zusammenzuführen.

> Seien Sie stets freundlich, achtsam, professionell und respektvoll im Umgang miteinander – über alle Qualifikationen hinaus. Nicht trotz, sondern gerade wegen unterschiedlichsten Qualifikationen ist eine wertschätzende Kommunikation auf Augenhöhe absolut notwendig.

Um ein gutes Team zu formen, das sich eventuell sogar zu einem Top-Team entwickeln kann, sind verschiedene Aspekte zu beachten:

1. *Das Team muss zusammenpassen.* Dazu gehört ein gutes Händchen für die Personalauswahl. Leider hinken Kliniken hier der freien Wirtschaft viele Jahre hinterher. Der bestehende Personalmangel erschwert den Auswahlprozess um ein Vielfaches. Aller-

dings gilt: Jede*n zu nehmen, der/die kommt, kann ein gutes Team unter Umständen sogar zerstören. Wer aufgrund seines Charakters oder mangelnder fachlichen Qualifikationen nicht passt, hat in einem funktionierenden Team nichts zu suchen. Bei hoher Transparenz derartiger Personalentscheidungen trägt ein Team lieber den weiteren Ausfall und die damit verbundene Mehrbelastung, als jemanden, der nicht ins Team passt.
2. *Überzeugen durch gute Führung.* Dazu gehört, den einen oder anderen Veränderungswiderstand zu überwinden, seinen Mitarbeitenden immer wieder die Schätze aufzuzeigen, die auf dem Weg zum Team noch nicht gehoben wurden und gegebenenfalls. gelegentlich auch mit gewisser Autorität zu führen, wenn z. B. existentielle Werte verletzt werden (Verbindlichkeit von Absprachen, gegenseitige Unterstützung …).
3. *Das Potenzial der Mitarbeitenden erkennen und fördern.* Verantwortung für die konsequente und nachhaltige Weiterbildung und Entwicklung für diejenigen zu übernehmen, die das Potenzial haben, durch zusätzliche Qualifikationen das Team zukünftig noch besser zu unterstützen.
4. *Jegliche verbale Abwertung einer anderen Berufsgruppe unterbinden.* In einem guten Team redet niemand schlecht über die Leistungen anderer – weder im eigenen noch zwischen Teams. Stärken und Potenziale sollen erkannt und ausgebaut werden. Mit großer Konsequenz muss die Pflegeleitung Mitarbeitende ansprechen, die z. B. Kolleg*innen mit anderen Ausbildungen abwerten. Hier muss massiv gegengewirkt werden.

2.1.9 So wird aus einem Team ein Top-Team

Die Performance ist mehr als die Summe der individuellen Höchstleistungen der einzelnen Teammitglieder. Die Eigenschaften eines Teams – im Gegensatz zu einer Arbeitsgruppe – können nach einem Harvard Business Review Artikel von Katzenbach und Smith (Juli 2005) durch Folgendes definiert werden:

- Die Führungsrollen sind verteilt.

- Die Mitglieder haben individuelle bzw. gemeinsame Verantwortung.
- Es besteht ein Teammotiv, das auch gleichzeitig ein Zielmotiv ist.
- Es gibt individuelle und kollektive Aufgabenbereiche.
- Es gibt Aufgaben, die nur im Tandem funktionieren.
- Leistungen werden gemessen durch kollektive Arbeitsprodukte.
- Nötige Diskussionen werden so lange geführt, bis eine Lösung erreicht wurde.

Top-Teams sind nicht nur effektiver, effizienter und stabiler, sondern zeichnen sich durch weitere besondere Eigenschaften aus:

- Das Team hat ein bestimmtes Team-Ziel, das selbstbestimmbar ist.
- Alle haben einen Teamplayer-Anspruch.
- Es bestehen nicht nur kommunikative, sondern auch meta-kommunikative Kompetenzen. Man redet also auch darüber, wie man miteinander redet und umgeht.
- Eine körperliche und mentale Resilienz ist vorhanden.
- Das Team übernimmt individuelle und gemeinsame Verantwortung. Jedes Teammitglied übernimmt Verantwortung für das Ergebnis, welches von dem Team als Ganzes erreicht wurde.
- Das Team arbeitet ergebnisorientiert; nicht das individuelle, sondern das gemeinsame Arbeitsprodukt zählt.
- Das Team hat Diskussionen und Entscheidungsfindungen, die nicht zeitlich begrenzt sind. Man arbeitet *wirklich* zusammen. Das Team pulsiert mit teaminterner Kommunikation.
- Alle geben einander konstruktives Feedback bezüglich der gemeinsamen Arbeit und des Verhaltens. Die Teammitglieder haben keine Angst vor Konflikten.
- Jedes Teammitglied kann in einem bestimmten Bereich den größtmöglichen Wert hinzufügen.
- Jedes Teammitglied richtet persönliche Ziele an den Teamzielen aus.
- Führung findet innerhalb des Teams statt und es bestehen geteilte Führungsrollen. Es gibt eine Autonomie auf Aufgaben- und Gruppenebene.

- Das Team trifft sachlich gerechtfertigte Entscheidungen. Effizienz wird direkt durch die Beurteilung des kollektiven Arbeitsproduktes gemessen.
- Das Team selbst bringt fortlaufend Impulse zur Verbesserung zur Sprache und ist bereit zu investieren, um besser zu werden.
- Das Team selbst erreicht die Implementierung von Innovations- oder Instandhaltungsarbeitsaufgaben. Teammitglieder teilen aktiv ihre Ideen, und dem Team sind die Beziehungen außerhalb des Teams wichtig.
- Alle sind darauf vorbereitet, zusammenzuarbeiten. Es gibt gesunde Einstellungen innerhalb des Teams.
- Teambuilding-Maßnahmen sind Routine und machen allen Spaß.
- Teammitglieder sind in der Lage, das schwächste Teil des Teams zu identifizieren und dementsprechend einzugreifen – unabhängig davon, ob es sich um einen Prozess handelt, der nicht funktioniert oder ein Teammitglied, das keine an den Teamansprüchen gemessene Leistung erbringt.
- Das Team ist in der Lage, Konflikte innerhalb des Teams zu lösen.
- Das Team hat den Willen, exzellent zu sein.
- In schwierigen Zeiten wird die Zusammenarbeit intensiviert. Jedes Teammitglied hat eine starke Loyalität zu dem Team.

Gute Beispiele für Top-Teams finden sich beispielsweise in Transplantationseinheiten in Kliniken, die teilweise bis zu 20 Stunden miteinander auf engstem Raum arbeiten. Hier ist genau festgehalten, wer wann was macht. Jede*r ist top, aber gleichzeitig sind sie alle nur gemeinsam in der Lage, das Ziel zu erreichen. »Das Ganze ist mehr als die Summe seiner Teile.«

Extrembelastung für ein Top-Team

2016 haben drei Frauen und drei Männer das Leben auf dem Mars geprobt – in einer simulierten Raumstation auf Hawaii. Ihr Container hatte einen Durchmesser von 12 Metern. 365 Tage lebten die sechs Wissenschaftler auf engstem Raum – ohne Sonne, Frischluft, Obst und Gemüse. Duschen durften sie acht Minuten – pro Woche. Ziel war es, neben der Erforschung verschiedenster wissenschaftlicher und medizinscher Phänomene vor allem he-

> rauszufinden, ob die Crew über eine so lange Zeit auf extrem engem Raum zusammenleben kann – und immer noch als Team funktioniert. Die Extremsituation habe alle Teilnehmer an ihre Grenzen geführt, berichteten die Teilnehmenden hinterher. Es kam auch immer wieder zu Konflikten – oft über gleiche Themen. Aber am Ende haben sich alle jedes Mal im Interesse der Sache wieder zusammengerauft. Die Erkenntnis: Nur wer als Top-Team funktioniert, kann auch gemeinsam zum Mars fliegen[1].

Dieses Beispiel zeigt, dass ein Team nur dann lange, kontinuierlich und erfolgreich funktioniert, wenn

- eine hohe Ausgeglichenheit bei den Teammitgliedern besteht,
- Aufgaben klar verteilt sind,
- gegenseitige Wertschätzung und Förderung gelebt wird,
- jeder bemüht ist, Spannungen abzubauen,
- offene Gespräche zum Informationsfluss geführt werden,
- klare Ziele und Strategien bestehen,
- jeder jeden annehmen und ernst nehmen kann, mit dem Wunsch, gut zusammen zu arbeiten,
- starkes gegenseitiges Vertrauen besteht,
- hohes Problemlösungspotenzial vorhanden ist,
- alle Rollen klar verteilt sind,
- ein Konfliktmanagement besteht und funktioniert,
- die Anerkennung vorhandener Entwicklungsmöglichkeiten gegeben ist.

Teambildung in Kliniken scheitert oft daran, dass keine gemeinsamen Visionen und Strategien bestehen. Wer sich als Führungskraft die Mühe macht und seine Mitarbeitenden fragt, was wohl die Ziele und Pläne einer Klinik oder eines Krankenhauskonzerns sind, wird leider oft genug feststellen: Viele Menschen wissen nicht, wofür und für wen sie arbeiten. Die Philosophie ihres Unternehmens sind ihnen unbekannt, Leitbilder und Führungsgrundsätze sind überaltet oder interessieren nicht.

---

1 Quelle: https://www.welt.de/wissenschaft/article157889061/Auf-dem-Mars-leben-heisst-einmal-duschen-pro-Woche.html

> Aller Anfang ist schön, aber wichtig ist die Kontinuität – auch hier gilt: Geben Sie Gas, damit die Räder nicht ins Trudeln geraten. Wer Leistung von einem Team fordert, muss den Teammitgliedern Sinn geben. Gemeinsame Zielentwicklung und die Vereinbarung von Zielen sind mehr als sinnstiftend.

2.2 Riskante Teamdynamiken

Perfekt ist es, wenn eine neue Führungskraft ein motiviertes, positives und offenes Team übernimmt, was vorurteilsfrei und gerne den Arbeitsalltag gemeinsam meistert. Allerdings sieht die Realität oftmals anders aus.

Ein Team ist niemals ein starres Konstrukt, sondern ständig in Bewegung. Was heute gut funktioniert hat, kann morgen schon floppen. Ein einfaches Missverständnis in der Kommunikation kann zu einem Konflikt zwischen zwei Menschen führen – schon leidet das ganze Team unter der angespannten Stimmung. Und Teams sind niemals gleich. Es gibt ganz unterschiedliche Teamdynamiken, die immer getragen sind von den Individuen und neue Kolleg*innen und Leitungskräfte vor ganz unterschiedliche Herausforderungen stellen können

Zu den riskanten Team-Konstellationen zählen:

2.2.1 Das unerfahrene Team

Hochmotiviert, schnell dabei, begeisterungsfähig – aber leider noch »grün hinter den Ohren«: oftmals sind es frisch zusammengewürfelte Gruppen, die sich erst noch finden müssen. Gerade erst fertig mit der Ausbildung oder unerfahren im Teamwork steht eine neue Stationsleitung vor ganz besonderen Herausforderungen:

die unterschiedlichen Talente, Interessen und Vorlieben müssen analysiert und gebündelt werden, um die nötigen Positionen richtig zu besetzen. Außerdem sollte langfristig eine gesunde Balance geschaffen werden zwischen dem Halten der hohen Motivation und den Standards, Regeln und Vorgaben, die zur täglichen Routine gehören.

Die große Chance bei einem so frischen Team besteht darin, gemeinsam Ziele zu artikulieren und das Formen der Standards zu einem erinnerungswürdigen Ereignis zu gestalten. Ein gemeinsamer Kick-off-Termin bietet eine wunderbare Gelegenheit, eine stabile Basis für die gemeinsame Zukunft zu schaffen. Wichtig ist am Anfang das Abklopfen der gegenseitigen Erwartungen von Führungskraft und Team aneinander. Herausforderungen liegen für die Führungskraft in einer notwendigen hohen Flexibilität und dem intensiven Arbeits- und Zeitaufwand bezüglich der Teamphasen und Teambildungsmaßnahmen.

> Auch wenn der Anfang rosarot erscheint, seien Sie sicher: es wird noch hier und da ruckeln und zu stürmischen Phasen kommen. Aber war die Ausgangsposition stabil, zeigt die Führungskraft von Beginn an eine hohe Präsenz und gibt klare Richtlinien und Leitplanken vor, in denen sich das Team finden kann, stehen die Chancen gut, Start-Turbulenzen zu überstehen und fest zusammenzuwachsen.

2.2.2 Das depressive Team

Das depressive Team ist getragen von einer mentalen Haltung, die darüber klagt, gestellte Aufgaben kaum zu schaffen. Die Mitglieder fühlen sich fremdbestimmt, glauben, sie müssten funktionieren und finden grundsätzlich alles schwer und belastend. Depressive Teams – so die Regel – lassen sich nicht aufmuntern, und die Grundstimmung ist nicht zu verändern. Im Gegenteil: Jeder Versuch, positive Stimmung zu erzeugen, treibt das Team noch stärker in die depressive Verstimmung.

Die Gründe sind ernst zu nehmen und müssen analysiert werden. Einfach nur gute Laune und positive Energie einzufordern, funktioniert genauso wenig wie bei depressiven Menschen. Die Ansätze sind ähnlich wie in der Psychotherapie: Es geht darum, das Verhalten zu spiegeln, Raum zu geben, Zeit zu lassen, zu reden. Diese Teams zu teilen, um die depressive Dynamik zu durchbrechen, wäre eine Lösung – vor allem, wenn die Gründe in Überforderung oder strukturellen Problemen liegen. Auch das Herauslösen einer Einzelperson, die möglicherweise ursächlich für die schlechte Stimmung verantwortlich ist, ist möglich, um das Team zu schützen und den anderen eine Chance zu geben, sich ohne den »Störenfried« neu auszurichten. Voraussetzung ist aber immer eine genaue Analyse vor der Entscheidungsfindung: Besteht Mobbing? Ist das Team wirklich überlastet? Gibt es eine Chance, das Team mit Hilfe einer Mediation wieder in die Spur zu bringen? Können die Prozesse verbessert werden?

Eine andere Möglichkeit, depressive Teams zu unterstützen, besteht darin, durch neue Menschen frische Impulse hineinzubringen. Wie gesagt: Teambildung ist ein dynamischer Prozess. Kommt jemand Neues hinzu, muss er oder sie sich nicht nur integrieren; auch alle anderen müssen sich neu auf diese Person ausrichten. Jemand, der unbelastet ist, neue Perspektiven und Sichtweisen auf die Dinge hat und ohne Scheuklappen und mit frischem Wind agiert, kann heilsam sein für ein depressives Team und Veränderungsprozesse in Gang setzen, die zu neuen Einsichten bei allen führen. Es kann bei solchen Teams allerdings auch passieren, dass ein hochmotivierter Neuling nach kurzer Zeit »glattgeschliffen« und infiziert wird von der depressiven Grundstimmung. Um dem entgegenzuwirken, kann es notwendig sein, dass der oder die »Neue« durch die Führungskraft mit regelmäßigen Gesprächen geschützt und gleichzeitig ermuntert wird, die zu Beginn noch unverfälschte Perspektive auf die Dinge im Team kund zu tun.

> Ein Team verändert sich, wenn jemand herausgenommen wird oder ein*e neue*r Mitarbeitende*r hinzukommt. Das kann Dynamiken auslösen – sowohl in die eine, als auch in die andere

Richtung. Alle Karten werden neu gemischt, jeder muss sich anders ausrichten und sich die Akzeptanz neu erarbeiten.

Eine solche Dynamik in Gang zu setzen ist ein mächtiges Werkzeug und es bedarf daher einer guten Abwägung der Vor- und Nachteile sowie Antizipation möglicher Verläufe. Eine solche Überlegung sollte auch personalstrategisch untermauert sein, d. h. es muss genau überlegt werden, wen man mit welchen Eigenschaften in das Team setzt und/oder wohin man denjenigen positioniert, den man aus einem Team herausnimmt.

2.2.3 Die mauernden Teams

Hier finden sich unterschiedliche Varianten einer Teamdynamik. Gleich ist allen, dass sie eng zusammenstehen, Veränderungen, Maßnahmen und Personen von außen ablehnen bzw. mehr als kritisch gegenüberstehen.

Unterschiede finden sich in der Art der Ausprägung: Bei der *glorifizierenden* Variante hält sich das Team für extrem leistungsfähig. Man glaubt, keine Fehler zu machen, beschönigt die eigenen Leistungen – Selbstbild und Fremdbild weichen deutlich voneinander ab. Für Außenstehende, die genauer hingucken, ist diese Diskrepanz deutlich wahrnehmbar. Dieses Team kann auch dazu neigen, die vorangegangene Pflegeleitung in dieser Art zu glorifizieren.

Eine neue Leitung hat kaum eine Chance, die Position zu besetzen. Sie stößt immer wieder auf Gegenwehr. »Früher haben wir das aber so und so gemacht.« oder »Auf die Stephanie konnten wir uns blind verlassen.«, machen es schwer, sich zu integrieren und zu positionieren. Ein Lösungsansatz für die neue Stationsleitung könnte sein, kein Wort über die Vorgängerin zu verlieren oder sie auf keinen Fall durch Bemerkungen abzuwerten.

Das *verharrende* Team ist gekennzeichnet durch große Verbundenheit in der Gruppe. Subjektiv empfundene *Störfaktoren* werden ignoriert und sogar bekämpft, man wehrt sich gegen Veränderungen und lehnt sogar Weiterentwicklungen oder Veränderungen ab.

Beim *verschlossenen* Team potenzieren sich die Eigenschaften: hier werden weder fachliche oder strukturelle Veränderungen noch neue Pflegeleitungen akzeptiert.

Diese Strömungen können so weit gehen, dass Stationsleitungen aufgeben, weil sie keine Akzeptanz finden. Ist so ein Prozess bereits einmal erfolgreich gewesen, spürt das Team eine gruppendynamische Macht, diese *Meuterei* immer wieder – und mit Erfolg – einzusetzen.

Ein Lösungsansatz kann die Übertragung neuer Aufgabenbereiche an einzelne Teammitglieder sein, um den persönlichen und individuellen Horizont zu erweitern und die Gruppe auf diese Art aufzubrechen. Neue Kolleg*innen, die in dieses Team integriert werden, müssen von der Stationsleitung mit besonderer Aufmerksamkeit begleitet und geschützt werden. In der Regel ist zu empfehlen, niemals jemanden allein in schwierige Teams zu schicken, sondern besser gleich eine Gruppe aus zwei oder drei Kolleginnen und Kollegen, die sich kennen, schätzen und sich gegenseitig stärken können. Auch Ehrlichkeit und Informationen sind wichtig: Denn ist »den Neuen« die spezielle Teamdynamik bekannt, sind sie besser gewappnet gegen eventuelle Angriffe und können sich gemeinsam stärker positionieren.

Eine andere gute Strategie ist es, alles Vorangegangene zunächst zu akzeptieren und zu analysieren und sich niemals abwertend oder respektlos über eine ehemalige Stationsleitung zu äußern. Führen Sie Einzelgespräche, um die Gruppendynamik zu entschärfen. Treffen Sie feste Vereinbarungen, deren Einhaltung die Leitungskraft sicherstellt. Eine Ansprache in bzw. vor der Gruppe würde den Zusammenhalt noch verstärken. Hilfreich kann es auch sein, durch ein Soziogramm (▶ Kap. 3.3) herauszufinden, wer die Meinungsmacher sind und wie diese für Veränderungen und Weiterentwicklungen gewonnen werden können. Die Pflegeleitung darf solche Teams nicht einfach laufen lassen, sondern muss immer auch in Einzelgesprächen herausfinden, welche Ansätze helfen, das Team aus der jetzigen Konstellation heraus weiter zu entwickeln. Gerade bei schwierigen Teams ist es nicht geraten, mit ihnen in Konkurrenz zu tre-

> ten, sondern durch gezielte Analysen Ansatzpunkte für Veränderungen zu finden. Das Aufbrechen solcher Dynamiken ist für die Führungskraft anstrengend und mitunter auch sehr belastend. Trotz allem braucht eine Führungskraft eine hohe Präsenz: Stellen Sie sich den Problemen und Herausforderungen, zeigen Sie sich Ihren Leuten und bleiben Sie konsequent.

2.2.4 Das fraktionierte Team

Im fraktionierten Team haben sich Unter-Teams gebildet. Diese können aus der gleichen Meinung zu einem Sachthema, einer gewichtigen Veränderung, aus Ablehnung der Führungskraft oder einer anderen Person in der Gruppe resultieren. Dahinter steckt grundsätzlich kein generell bösartiger Wille, sondern häufig Sorgen, Ängste, Unmut, Vorurteile, Veränderungswiderstand oder einfach auch nur individuelle Sympathien oder Antipathien für andere. Mitarbeitende scharen sich dabei um einen oder zwei für sie charismatische Personen, von denen sie sich Schutz und Unterstützung erhoffen. Nicht selten bleibt es nicht bei einer Untergruppe, sondern es bilden sich weitere, die wiederum einen Gegenpart zum anderen Unter-Team bilden. Natürliche Anlässe für Untergruppen sind auch Generationsunterschiede (Alt versus Jung), Erfahrungsunterschiede, Herkunftsunterschiede sowie subjektiv betrachtet gemeinsam geteilte und erlebte Schicksale

> In allen Fällen können über eine systematische Analyse der Beweggründe der Einzelnen sowie durch die Erstellung eines Soziogramms die Schlüsselpersonen bzw. die Meinungsmacher identifiziert werden. Maßnahmen können dann, je nach Ergebnis, Einzelgespräche, Teamsupervisionen, veränderte Schichteinsatzpläne, Feedback und/oder Kritikgespräche sein. Welche Intervention gewählt wird, ist abhängig davon, wie stark die Auswirkungen der Unter-Teams für das Leistungsverhalten, das Sozialverhalten und das emotionale Gefüge des Gesamtteams sind. Behindert das Unter-Team die Einheit oder das Zusam-

menwachsen des Teams, besteht Handlungsbedarf. Es ist nicht auszuschließen, dass die Leitungskraft das fraktionierte Team zum Erreichen der Ziele oder zum Gelingen des Ganzen einsetzen kann: So kann man ein Unter-Team von neuen Mitarbeitenden durchaus damit beauftragen, den Einarbeitungsleitfaden zu überarbeiten oder Mitarbeitende, die sich gegen den Einsatz internationaler Kolleg*innen stemmen, damit beauftragen, ein Event zu planen, das die Integration aller fördert.

Auch wenn es unter diesen Umständen schwerfällt, sind berechtigtes Lob und Anerkennung für gute Leistung und bisher Erreichtes ein weiteres wichtiges Element auf dem Weg zu einer konstruktiven Lösung. So kann es Stück für Stück gelingen, sich als Führungskraft zu positionieren und sich Akzeptanz zu erarbeiten.

3 Das Team im Blick – Analyse-Tools

Für jede Teamleitung ist es wichtig, stets den Überblick über das Team an sich und über jedes einzelne Teammitglied zu behalten. Denn wer heute noch fit, gesund und mental stabil seinen Job erfüllt hat, kann am nächsten Tag aufgrund einer Erkrankung oder eines Schicksalsschlages seine/ihre Rolle eventuell nicht mehr erfüllen und das Team belasten. Manchmal sind es auch Missverständnisse und Enttäuschungen, die ein Teammitglied im wahrsten Sinne des Wortes aus der Spur werfen.
Für Teamleitungen gibt es verschiedene Möglichkeiten der Ist-Analyse.

3.1 Die Bindungsanalyse

Der Bindungsanalyse liegt der Bindungsbegriff von René Spitz und anderen aus der Mutter-Kind-Beziehung zugrunde. Das heißt, der Säugling interpretiert die Signale der Mutter und die Mutter die ihres Kindes – dadurch entsteht Bindung. Bindung ist vergleichbar mit einem Faden zwischen Menschen. Was bei Familien funktioniert, klappt so auch im Berufsleben: Die Leitungskraft hält einen symbolischen Faden zu jeder*m Mitarbeitenden, die Mitarbeitenden untereinander sind gleichfalls durch diese unsichtbaren Fäden verbunden. Die dünnste Form dabei ist der *Spinnfaden*. Hier wird in der Symbolik solange daran gearbeitet und gezogen, bis daraus zunächst ein *Nähgarn* wird, dann ein *Paketband*, ein *Schnürsenkel*, ein fingerdicker *Tampen*, und im Idealfall wird die Verbindung irgendwann gehalten durch ein dickes *Schiffstau*, das nicht zu zerreißen ist. Sind zwei Menschen symbolisch wie durch ein *Schiffstau* verbunden, kann sie im Grunde nichts trennen.

Bindung im Kontext einer Arbeitsbeziehung ist eine Melange aus Leistung, Kompetenz, Engagement und Vertrauen: Die damit verbundenen Gefühle finden unbewusst statt und werden eher durch ein Bauchgefühl als bewusstes Handeln beeinflusst. Bindung kann demzufolge im Alltag durch Konflikte, Probleme und Missverständnisse schwächer werden oder im Extremfall auch wieder verloren gehen. Allerdings sollte jeder, der das merkt, sich bemühen, den ursprünglichen *Spinnfaden* als dünnstes Bindungsstück auf keinen Fall zu verlieren, damit die Beteiligten im Gespräch bleiben können. Reißt der letzte Faden – das gilt gesellschaftlich genauso wie zwischen Staaten – gibt es nur einen sehr steinigen Weg zurück, der aufwendig ist und fatale Folgen haben könnte.

Für Führungskräfte empfehlen sich regelmäßige Bindungsanalysen zu jedem einzelnen Individuum, die zeigen, an welcher Stelle jeder und jede Einzelne aktuell im Gruppengefüge und untereinander steht.Geeignet dafür ist eine Zeichnung: Die Führungskraft setzt sich selber in die Mitte und zeichnet darum drei immer größer werdende Kreise, ähnlich wie Planetenlaufbahnen. Auf diesen findet jede*r seinen Platz. Ist Person A nah an der Führungskraft? Befindet sich Person B inzwischen auf einer Außenposition? Ist Kollegin C inzwischen sogar frei im Orbit unterwegs? Diese Laufbahnen sind dynamisch und können sich jederzeit ändern. Die Bindungsanalyse ist ein sehr gutes Verfahren, seine Teams zu analysieren und funktioniert am besten spontan und nach Bauchgefühl.

> Die Dynamik zwischen Führungskraft und Mitarbeitenden ist spürbar und kann sich jederzeit ändern. Deshalb sind regelmäßige Analysen unerlässlich, um jederzeit sehen zu können, wo sich wer zurzeit befindet. Einmal im Monat hilft die Bindungsanalyse, sich einen Überblick über sein Team zu verschaffen.

Und so funktioniert die Bindungsanalyse:

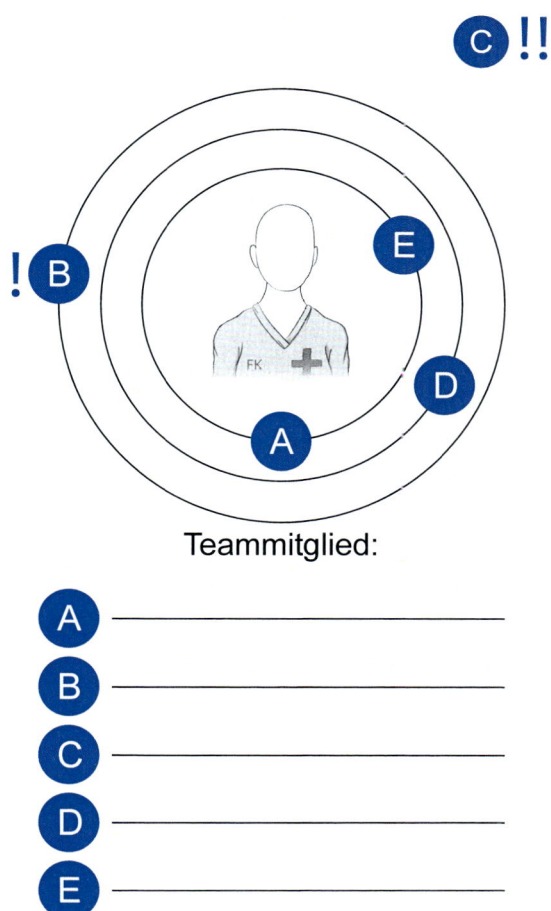

Abb. 8: Bindungsanalyse

- Auf der inneren Laufbahn stehen die Kolleg*innen, die der Führungskraft nahe sind. Hohe Kompetenz, Leistung, gegenseitiges Vertrauen und ein Verstehen »per Augenkontakt« sind hier die Grundvoraussetzung. Die Personen sind im Einklang. Es besteht kein Handlungsbedarf.
- Mitarbeitende, die auf der zweiten Laufbahn positioniert werden, erfüllen die Erwartungen voll. Sie sind eine gute Stütze, die Leitungskraft kann sich auf sie verlassen. In der Regel sind das die stillen und fleißigen Kolleg*innen, die ihren Job gut machen, ohne ständig Aufmerksamkeit einzufordern. Sie stehen im Kontakt mit der Führungskraft, die sich voll auf sie verlassen kann.
- Schwieriger wird es mit Mitarbeitenden, die sich auf der dritten Laufbahn bewegen. Sie sind sperrig, Worte und Anweisungen müssen gut überlegt sein. Oftmals spürt man als Leitungskraft bei sich ein Herzklopfen oder ein deutliches Unwohlsein, denkt man an diese Person oder an die Gespräche, die zu führen sind. Diese Mitarbeitenden neigen dazu, mit Aggressionen zu reagieren oder sich aufgrund eines subjektiv empfundenen Krankheitsgefühls durch Krankschreibungen zu entziehen. Vielleicht haben diese Personen gerade eine private oder berufliche Krise.
- Bewegt sich jemand außerhalb der drei Ringe, spielt er*sie *Major Tom* und ist losgelöst von der Erde. Major Tom macht sein Ding, integriert sich nicht ins Team, hält sich nicht an Absprachen und hat einen eigenen Stil. Diese Personen entziehen sich bisweilen auch dem Kontakt mit der Führungskraft oder werden im Umkehrschluss von der Führungskraft gemieden, weshalb kaum ein Austausch und direkter Kontakt mehr besteht.

3.2 Um wen muss sich die Leitungskraft nun zuerst kümmern?

Besondere Aufmerksamkeit gilt jetzt den Mitarbeitenden auf Ring drei. Denn durch die Teamdynamik und Rotation könnten auch diese Personen weiter nach außen *Richtung Orbit* getragen werden. Die Führungszeit muss also in erster Linie hier investiert werden.

Auch die Kolleginnen und Kollegen im *Universum*, also die Major Toms der Station, sollten niemals abgeschrieben, sondern eher wieder *eingefangen* werden. Denn hier geht Zeit, Geld und Energie für das Gesamtsystem verloren. Oftmals neigen Leitungskräfte dazu, diese Mitarbeitenden sich selbst zu überlassen, abzuwerten oder gar abzuschreiben. Aber Achtung: Sie können wie ein Krankheitserreger nach und nach andere Kolleg*innen infizieren. Wenn *Major Tom* merkt, dass er*sie mit einem bestimmten Verhalten immer wieder die gewünschten Ziele erreicht oder sich so geschickt Aufgaben und Verpflichtungen entziehen kann, könnten auch andere »inspiriert« werden, es ihm oder ihr gleich zu tun. Solche *Kandidat*innen* können ein ganzes Team sprengen. Gleichzeitig hat die Führungskraft auch die Fürsorgepflicht, sich um diesen Mitarbeitenden zu kümmern und ihn oder sie sogar vor einem möglicherweise gegen ihn agierenden Team zu schützen – bei gleichzeitiger klarer Ansage, was von *Major Tom* in Zukunft erwartet wird.

> Es wird niemals gelingen, auch bei größtem Harmoniebestreben, alle Mitarbeitenden auf dem inneren Kreis zu führen. Der Arbeitsalltag, die Eigendynamik von Menschen und persönliche Krisen führen immer wieder zu Verschiebungen innerhalb der Ringe. Wichtig ist für die Führungskraft allerdings jederzeit die Kenntnis darüber, wer sich gerade wo befindet. Mit der Bindungsanalyse besteht die Möglichkeit, die Teambindung zu analysieren und bei Bedarf zu steuern. Die Analyse kann auch ergeben, dass die Leitungskraft selber Ursache des Problems ist, da sie eventuell ungerecht oder uneffektiv agiert. Dann muss gegebenenfalls Hilfe von außen her.
>
> Genauso wichtig ist es, Kolleginnen und Kollegen, die stets in anderen Schichten oder zu anderen Zeiten arbeiten, nicht aus den Augen zu verlieren. Auch diese Mitarbeitenden müssen gesehen und in Gespräche eingebunden werden, wenn keine Führungslöcher entstehen sollen, in die diese verschwinden.
>
> Vorsicht vor diesen Führungslöchern: Bei acht Mitarbeitenden und mehr kann es für die Leitungskraft hilfreich sein, am Ende der Woche anhand einer Liste zu prüfen, mit wem sie in dieser Woche im Gespräch war und auf wen sie nächste Woche zugehen sollte.

3.3 Das Soziogramm

Eine andere Möglichkeit, die Beziehungen untereinander zu analysieren, bietet das Soziogramm. Anders als bei der Bindungsanalyse steht hier die Beziehung zwischen Führungskraft und Mitarbeitenden UND die Beziehung zwischen jeder*m einzelnen Mitarbeitenden im Fokus. Auch hier gibt es eine methodische Vorgehensweise, bei der ein leeres Blatt Papier oder Karten und eine Pinnwand wichtig sind.

Die Führungskraft beginnt mit der Auflistung aller Mitarbeitenden und schreibt deren Namenskürzel auf je einen Zettel. Anschließend werden die so gekennzeichneten Zettel auf ein großes Blatt verteilt. Schon Nähe und Abstand der einzelnen Namen drücken die Beziehung im Klinikalltag aus. Je nach Beziehung werden die Namen jetzt miteinander verbunden, wobei unterschiedliche Linienstärken und -muster die Art der Beziehung charakterisieren. Beispielsweise könnte ein Doppelstrich für eine besonders gute Beziehung, eine einzelne Linie für eine eher normale und eine unterbrochene Linie für eine schwierige bzw. schwache Beziehung stehen, Blitze kennzeichnen konfliktgeprägte Beziehungen und Fragezeichen stehen für ungeklärte oder noch nicht einzuschätzende Beziehungen.

So entstehen deutliche Bilder, die Einzelbeziehungen und Gruppenkonstellationen analysieren:

- Wie positionieren sich die einzelnen Teammitglieder zueinander und zur Führungskraft?
- Welche Gruppen sind besonders stark und welche Cluster zeichnen sich ab?
- Gibt es beispielsweise Dreierkonstellationen, die eng verbunden und nach außen abgegrenzt sind; also ein Team im Team?
- Gibt es jemanden, der vom Rest des Teams isoliert ist und nirgendwo Fixpunkte zu anderen hat?
- Wie steht die Führungskraft zu den Kolleginnen und Kollegen – eher im Mittelpunkt oder doch isolierter weiter am Rand?
- Sind die Cliquen bekannt?

- Gibt es Dyaden (starke Zweierbeziehungen), die deutlichen Einfluss auf den Rest des Teams haben?
- Wer sind die Störenfriede und Einzelgänger*innen?
- Wo besteht dringender Klärungsbedarf, um die Harmonie im Team wieder herzustellen?

Das Soziogramm ist ein visuelles Verfahren, um Beteiligte und ihre Beziehungen zueinander sichtbar werden zu lassen.

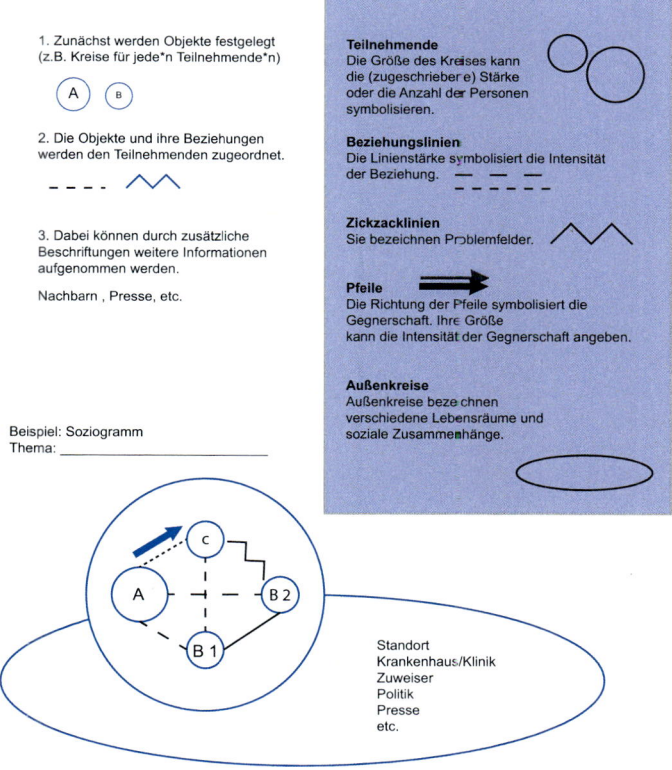

Abb. 9: Soziogramm

Diese Konstellationen können so relativ leicht identifiziert werden.

Anschließend ist es möglich, unterschiedlichste Maßnahmen zu ergreifen, um bei Bedarf gegenzusteuern und gezielt mehr Zeit und Aufmerksamkeit zu investieren.

- Kann die Führungskraft sicherstellen, dass Informationen in alle Richtungen fließen?
- Sind alle Schnittstellen bekannt und können entsprechend genutzt werden?
- Kennt die Führungskraft die Einflussmöglichkeiten jedes Einzelnen?
- Wie können die Cliquen aufgelöst werden?
- Wie kann der Einfluss von Dyaden minimiert werden?
- Wann sollte mit Störenfrieden und wann mit Einzelgänger*innen wie geredet werden?
- Wo müssen Beziehungen geklärt und Missverständnisse aufgelöst werden?
- Wann muss in Konflikte eingegriffen werden, um diese nachhaltig zu bearbeiten?

Ein Soziogramm zeigt auch gut die Position der Führungskraft auf. Ist sie eventuell doch eher Einzelkämpfer*in und steht ohne Unterstützung ihres Teams da? Dann heißt es, Stellvertretende zu entwickeln, Achsen bewusst aufzubauen, um (wieder) Einfluss auf die Teamdynamik zu nehmen. Gegebenenfalls kann es hilfreich sein, sogar die nächsthöhere Führungskraft um Unterstützung zu bitten.

Das Soziogramm hilft der Führungskraft zu erkennen, wer im Team besonders stark agiert und gut vernetzt ist. Bei anstehenden Veränderungen kann diese Erkenntnis strategisch genutzt werden, um Vorstellungen, Veränderungen, Pläne und Notwendigkeiten über diese starke Person in die Gruppe zu tragen. Wenn es der Führungskraft gelingt, besonders starke Persönlichkeiten auf ihre Seite zu ziehen, wird es leichter fallen, Veränderungen durchzusetzen und das Team im Gleichklang zu halten.

4 Teamführung im Klinikalltag

Das wichtigste Element im Arbeitsalltag ist das Gespräch. Wer nicht kommuniziert, vergibt alle Chancen, ein gutes Team zu formen und zu leiten. Wie in Band 2 herausgearbeitet, gibt es die unterschiedlichsten Formen der Gesprächsführung, die natürlich auch hier Anwendung finden: Briefing- und De-Briefing-Gespräche zum Schichtwechsel, regelmäßige Jour-fixe-Termine, Krankenrückkehr-Gespräche, um nur einige zu nennen. Die Tür sollte immer offen sein, damit der Redefluss nicht versiegt.

Wer redet, führt. Wer führt, gibt seinen Mitarbeitenden Halt und Stabilität. »Wir reden niemals über-, sondern immer miteinander« muss die Devise sein. Eine Stationsleitung, die dafür sorgt, dass die Teammitglieder im Gespräch bleiben, kann vieles erreichen:

- Zufriedenheit auf Station
- Niedriger Krankenstand
- Wenig Fluktuation
- Hohe Patientenorientierung
- Formen eines Top-Teams

> Der Fisch stinkt zuerst am Kopf – eine alte Weisheit mit sehr moderner Botschaft. Die Leitungskraft ist dafür verantwortlich, dass es auf Station gut läuft. Führungsfehler, wie z. B. Gesprächsbedarfe nicht zu erkennen oder notwendigen Gesprächen aus dem Weg zu gehen, führen zu Missmanagement – läuft es oben falsch, wird es unten niemals stimmen.

4.1 Fortbildungen

»Mit dem Lernen ist es wie mit dem Rudern gegen den Strom: sobald man aufhört, treibt man zurück.«
(Zitat: vermutlich Laotse)

Die Qualifizierung pflegerischer Tätigkeiten, die der neuesten Entwicklung entsprechen, erfordern regelmäßige Fortbildungen. In vielen Kliniken haben sich diese Veranstaltungen bereits etabliert: Wöchentlich einmal zehn Minuten zu einem Fachthema und monatlich eine Stunde, vorgeschaltet einer Mitarbeiterbesprechung beispielsweise. Angeboten werden diese Impulse von einer erfahrenen Pflegekraft, einem Mitglied des ärztlichen Teams oder auch einem externen Experten. Wichtig bei den Angeboten sind die Überprüfung der Dienstkonstellationen im Drei-Schicht-Betrieb und die eventuelle Abwesenheit durch Urlaub oder Krankheit. Wird eine Weiterbildung nur ein einziges Mal angeboten, können niemals alle Kolleginnen und Kollegen dabei sein. Die Maßgabe muss also sein, ein Thema dreimal anzubieten. Das bietet nicht nur die Chance auf eine höhere Erreichbarkeit aller Teammitglieder, sondern signalisiert auch Verbindlichkeit. Denn bei drei zeitlichen Angeboten sollte es jedem möglich sein, teilzunehmen.

4.2 Supervision

Die Themenauswahl der Fortbildungen darf über den fachlichen Bereich hinausgehend auch Supervisionen beinhalten, geleitet von klinikerfahrenen Coaches. Dabei können Einzel- und auch Teamsitzungen angeboten werden. Ein Themenschwerpunkt könnte dabei sein, wie das Team während der Arbeit miteinander umgeht. Dabei greifen Fragen wie beispielsweise

- Fehlerkultur,

- Feedbackrunden,
- Grundsätzliche Kommunikation,
- Gegenseitige Unterstützung,
- Anleitung bei der Erstellung eines Soziogramms,
- Achtsamkeit gegenüber sich selbst, Kolleg*innen und Patient*innen.

4.3 Die Führungs-Supervision

Für Schicht- und Pflegeleitungen und deren Stellvertretungen bieten sich gleichfalls professionelle Führungs-Supervisionen an. Hier kann ein Austausch stattfinden über Themen wie grundsätzliche Führungsaufgaben und deren Wahrnehmung auf der Station, Definition der gegenseitigen Erwartungen und besonderer Herausforderungen, die Analyse über schwierige Mitarbeitende oder die grundsätzlichen Möglichkeiten, sich als Leitungsteam noch besser aufzustellen. In stabilen Teams gelingt es auch, sich gegenseitig mit Rat und Tat und eben auch Supervision zur Seite zu stehen. Wer sich vertraut und schätzt, vertraut und schätzt auch dem professionellen Tipp einer Kollegin oder eines Kollegen. Oftmals reicht ein kurzes Gespräch, um den eigenen Blick auf die Dinge wieder zu schärfen.

> Supervision muss durch die Führungskraft unterstützt werden. Es sollte also immer ein Auftaktgespräch zwischen dem Coach und der Pflegeleitung stattfinden. Der Supervisor ist frei, die Teamdynamiken zu nutzen – aber am Ende sollte ein Ziel stehen und erreicht werden. Sehr wichtig ist es, sich von der Qualität der Supervisoren zu überzeugen und sich mit Anlass und Ziel der Supervision auseinanderzusetzen. Immer wieder passiert es, dass Supervisionen zwar angeboten werden, das Ende allerdings unbefriedigend ist: Unmengen an brodelnden Konflikten und Leidensgeschichten werden an die Oberfläche ge-

bracht, aber der *Sack wird am Ende nicht zugebunden.* Soll heißen: Alle bleiben aufgeregt, keine Frage ist gelöst oder in Richtung einer Lösung kanalisiert. Dieses Ergebnis würde eher spalten als integrieren. Ein Coach muss sowohl in der Lage sein, Reflexion auszulösen als auch über das Aufzeigen von Möglichkeiten und Grenzen das Team schon in der Sitzung weiterzubringen.

4.4 Psycho-Hygiene – Achtsamkeit – Selbst-Management

Eine dritte Form findet immer häufiger Einzug in Kliniken: die Supervision der Psycho-Hygiene. Hier werden Fragen nach der persönlichen Befindlichkeit aufgearbeitet.

- Wie sehr berühren die Sterblichkeit und das Leid der Patient*innen?
- Wie kann es gelingen, den engen Kontakt, die Nacktheit oder das nicht mehr vorhandene Schamgefühl kranker Menschen auszuhalten?
- Wie kann eine Pflegekraft lernen, das Leid *nicht mit nach Hause zu nehmen*?

Die eigene Achtsamkeit und das Selbstmanagement helfen dabei, auch sehr schwierige menschliche Situationen auszuhalten. Dazu gehört auch, von Patient*innen respektiert zu werden und eine gesunde Distanz gegenüber der Pflegekraft einzufordern.

Eine 28-jährige Pflegekraft betritt in Begleitung ihres 33-jährigen Vorgesetzten ein Zimmer mit drei männlichen Patienten. Die Atmosphäre im Zimmer ist angespannt. Die Männer sind ungepflegt und gleichgültig. Einer von ihnen liegt breitbeinig im Bett, sein Intimbereich ist deutlich sichtbar. Die weibliche Pflegekraft zeigt keinerlei Reaktion und geht ihrer täglichen Morgenroutine nach. Sie erträgt die offensichtliche Missachtung oder gar Demütigung und Provokation durch den Patienten. Der Vorgesetze wendet sich an den Patienten mit der deutlichen Aufforderung, mehr Respekt vor seiner Kollegin zu zeigen und sich zu bedecken. Der Patient reagiert abwehrend: »Die kennen das doch nicht anders.« Der Vorgesetzte ergreift Position und antwortet: »Jetzt schon! Packen Sie Ihre Hoden ein und benehmen Sie sich anständig.« Die weibliche Pflegekraft reagiert beschwichtigend und sagt ein wenig schüchtern: »Ach, das stört mich doch nicht.« Der Vorgesetzte ist anderer Meinung und stellt klar: »Das sollte Sie aber stören!« Dieses Beispiel macht klar, dass viele Pflegekräfte nicht mehr daran gewöhnt sind, den nötigen Respekt oder auch lediglich normale menschliche Umgangsformen einzufordern.

Hier zeigt sich deutlich, wie wichtig es ist, sich selbst wertzuschätzen und den Mut zu haben, seine eigenen Bedürfnisse zu formulieren. In der Summe frustriert es, wenn immer wieder unangenehme Situationen nicht kommentiert werden. Ein Teamleiter muss solche Situationen erkennen und seinen Mitarbeiterinnen und Mitarbeitern zur Seite stehen.

4.5 Nähe und Distanz

Im Umgang zwischen Pflegekraft und Patientinnen und Patienten geht es immer auch um eine gesunde Balance zwischen Verständnis, Zuwendung, Unterstützung und Toleranz auf der einen und um Distanz, rationale Bewertung von Verhalten, Analyse von Zusammenhängen, Ansprache und kritischem Verhalten auf der anderen Seite.

Extreme erschweren das Zusammenleben: Bei zu großer Nähe besteht die Gefahr, unprofessionell zu werden, übergriffige Äußerungen und Handlungen vorzunehmen oder zuzulassen. Betroffene entwickeln dann oftmals *Beißhemmungen*, um sich gegen despektierliches oder unpassendes Verhalten zu wehren.

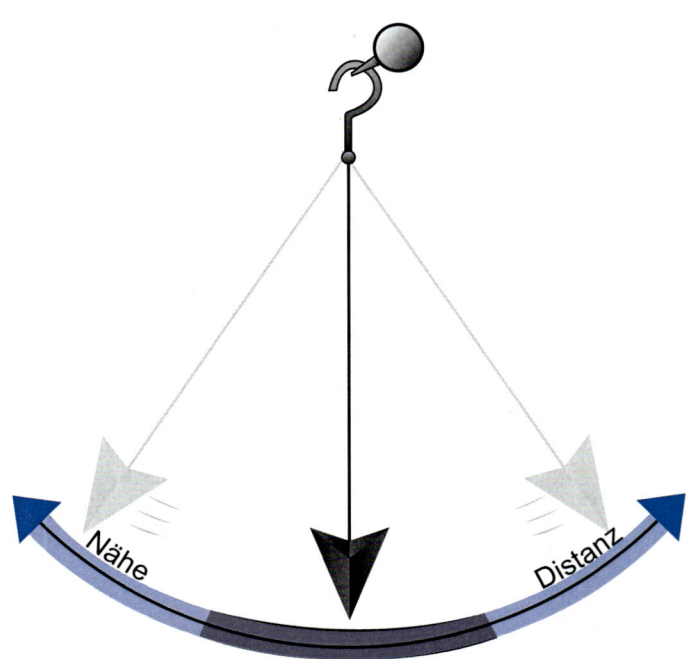

Optimaler Pendelbereich
"Extreme tun selten gut"

Abb. 10: Pendel/Nähe und Distanz

Bei zu großer Distanz können Kälte, Schnelligkeit, Rationalität und ein Denken und Handeln ohne Rücksicht auf Befindlichkeiten die Folge sein. Beides – zu viel Nähe oder zu viel Distanz – sind nicht zielführend. Die Lösung ist situationsabhängig und sollte die Flexibilität erhalten, situativ zu agieren. Bestimmte Sachlagen erfordern eine professionelle Distanz, andere mehr Nähe. Manchmal ist mehr Zuwendung notwendig, damit sich jemand öffnet und Vertrauen fasst. Es gilt immer, Signale bei sich und anderen zu erkennen und aufzunehmen.

So wie zwischen Patient*innen und Pflegekraft können Nähe und Distanz auch zwischen Leitungskraft und Mitarbeitenden austariert werden. Manche Pflegeleitungen stehen zu nah an ihren Mitarbeitenden. So besteht die Gefahr, den klaren Blick zu verlieren auf die Verfolgung und Einhaltung der gemeinsamen Ziele, faires Verhalten, Werte und Standards. Kritische – auch durchaus konstruktive – Feedbacks sind kaum mehr möglich. Das kann im Extremfall zu tiefen und nachhaltigen zwischenmenschlichen Brüchen führen. Eine zu starke – professionelle – Distanz wiederum kann als arrogant, überheblich und unkollegial bewertet werden. Die Führungskraft verliert unter Umständen den Blick für das, was die Kolleginnen und Kollegen bewegt. In der Folge eventuell sogar den ungezwungenen Austausch und den persönlichen Kontakt. Wichtig ist – gerade hier – das richtige Maß zu finden zwischen Zuwendung und Abstand – insbesondere auch vor dem Hintergrund der eigenen Belastbarkeit und Widerstandsfähigkeit.

4.6 Mitarbeiterbesprechung

Einmal im Monat sollte eine Mitarbeiterbesprechung stattfinden, deren Länge sich nach der Anzahl der Mitarbeitenden richtet. Bei 40 Personen sollten es mindestens 90 Minuten sein – so der grobe Richtwert. Das ermöglicht eine gute Kommunikationsdichte.

Wichtig ist natürlich die Terminfindung, da auf einer Station immer jemand nicht anwesend sein kann, in einer anderen Schicht arbeitet oder unabkömmlich ist. Genauso wichtig ist es, die Bedeutung dieser Veranstaltung zu kommunizieren. Es muss für alle klar sein, dass es sich um eine dienstlich verpflichtende Besprechung handelt, die innerhalb der Arbeitszeit liegt, gegebenenfalls Überstunden ausgeglichen und Fahrtkosten ersetzt werden. Zu häufig wird aus Kostengründen davor zurückgeschreckt, Veranstaltungen als verpflichtend anzumelden. Es empfiehlt sich allerdings, diese Aufwendungen nicht als Kosten, sondern als Investitionen zu betrachten, die sich langfristig auszahlen. Diese Investitionen bezeichnet man auch als Saat-Geld, weil mit ihnen der Grundstein für eine höhere Identifikation gelegt werden kann. Natürlich ist es noch viel besser, wenn die Attraktivität dieser Veranstaltung an sich bereits bekannt ist und einen Sog ausübt, wirklich daran teilnehmen zu wollen. Dieser Sog ist stärker, je größer die Bindung von Mitarbeitenden an die Führungskraft und ihre Arbeit ist und wird beeinflusst durch eine entsprechend gute und starke Arbeitsbeziehung und intrinsische Motivation für die eigene Arbeit. Dieser Sog entsteht aber auch durch die Besprechung bedeutender Themen – am besten ansprechend aufbereitet und präsentiert –, die für die Teilnehmenden relevant sind, bei denen sie in die Entscheidungsfindung miteinbezogen werden und ihre Meinung und Perspektive schildern können. Denn wenn alle Mitarbeitenden wissen, dass es nicht genügt, nur das Protokoll zu lesen, um informiert zu sein, sondern gegebenenfalls auch für ihn wichtige Entscheidungen getroffen werden müssen, die ansonsten über ihren Kopf hinweg entschieden würden, erhöht sich das Bedürfnis, an der Besprechung teilzunehmen. Es empfiehlt sich also bereits bei der Zusammenstellung einer Agenda auf solche Themen zu achten und Raum für Beteiligung und Meinungsäußerung durch die Teilnehmendeneinzuplanen.

Über vom Team gewünschte Themen wird die Leitungskraft vorab informiert – per Mail, Gespräch, Zettelkasten, Whiteboard usw. Daraus erstellt das Leitungsteam eine entsprechende Tagesordnung, die dann Punkt für Punkt abgearbeitet wird.

Anschließend wird ein Protokoll erstellt und per Mail mit Lesebestätigung an alle Teilnehmenden gesendet.

Diese Mitarbeiterbesprechungen dienen und stärken das Wir-Gefühl eines Teams und sind ein wertvolles Instrument für die Leitungskraft, Interventionen zu setzen, zu informieren und rechtzeitig eine eventuelle Schieflage zu erkennen und gegenzusteuern.

Die Themen sind vielfältig: Fragen zur Organisation, Informationen über neue Strukturen, Zusammenarbeit mit anderen Berufsgruppen, die dann temporär sogar dazu gebeten werden können, zwischenmenschliche Probleme im Team, Krankenstände usw.: Kein Thema sollte tabu sein – allerdings immer mit Höflichkeit, Respekt und Wertschätzung untereinander. Als Moderator*innen haben die Leitungskräfte diese Vorgaben im Blick.

> Koppeln Sie die Mitarbeiterbesprechung mit einer wichtigen Weiterbildung. Dann erreichen Sie besonders viele Kolleginnen und Kollegen, da die meisten ja ohnehin schon da sind. Bieten Sie die jeweiligen Fortbildungsthemen an jeweils drei verschiedenen Terminen an, damit jeder die Chance hat, teilzunehmen.

4.7 Schnittstellen zwischen Teams

Das eigene Team läuft gut. Aber wieso klappt die Zusammenarbeit mit der anderen Station nicht? Warum grenzen sich die Kolleg*innen scheinbar ab? Chris Ernst und Donna Chrobot-Mason vom Center for Creative Leadership (Ernst & Chrobot-Mason 2010) und der University of Cincinnati haben tausende Manager*innen befragt, um die wichtigsten Barrieren zu identifizieren, warum Teams mitunter nicht in der Schnittstelle funktionieren.
Die Lösung liegt auch hier bei der Teamleitung: Sie muss Barrieren überwinden und aktiv nach Gemeinsamkeiten suchen.

Zunächst gilt es, zu ergründen, wo die Schwierigkeiten liegen:

- Stimmen die Strukturen nicht überein?
- Machen die (Chef-)Ärztinnen und -Ärzte oder Stationsleitungen Stimmung gegen eine andere Berufsgruppe oder Abteilung der Klinik?

- Sind die Stationen unterschiedlich erfolgreich?
- Vertrauen sich die Teams nicht?
- Sind die Hierarchien eventuell nur schwer zu überwinden?
- Sind die Verantwortlichkeiten und Bedarfe nicht ausreichend geklärt?
- Handelt es sich um Stellvertreterkonflikte zwischen den jeweiligen Führungskräften?

Nach der Analyse des Problems erfolgt die gründliche Betrachtung des eigenen Teams:
Haben alle ein klares Profil und Selbstverständnis über den Zweck ihrer Arbeit, kennen sie die Ziele, sind Aufgaben und Rollen klar verteilt? Die Stationsleitung sollte Selbstsicherheit vermitteln, sich vor ihr Team stellen und selbstbewusst in die Verantwortung gehen. Aus dieser Position heraus kann auch das Verständnis für das andere Team entwickelt werden. Empathie, gemeinsame Gespräche und ein gegenseitiges Kennenlernen schaffen Vertrauen. Wer sich (besser) kennt, kann auch (besser) mit anderen zusammenarbeiten. Stationsleitungen sollten Raum und Gelegenheit schaffen, dass sich die Mitglieder beider Teams regelmäßig austauschen können. Ein Protokoll über getroffene Maßnahmen und Absprachen unterstützt Verbindlichkeit und Nachhaltigkeit. Aufkommende Probleme werden gemeinsam gelöst – beispielsweise bei einem fest etablierten, regelmäßigen runden Tisch, der moderiert werden sollte. Ebenfalls hilfreich kann es sein, wenn die Leitung und ein bis zwei geeignete Mitarbeitende bei einer Besprechung der Schnittstellenteams anwesend sein können oder Mitglieder des Schnittstellenteams in die eigene Besprechung gleichfalls eingeladen werden können.

Treten erste Erfolge auf, stärkt das die Kommunikation und Zusammenarbeit. Teams anderer Stationen sehen das gute Beispiel und können sich anschließen.

Nicht jede*r ist dabei zum Moderator geboren, aber es gibt ein paar kleine Tricks und Kniffe, die Ihnen helfen, ihre Mitarbeitenden kurzweilig und zielorientiert durch ein Gespräch zu führen:

- Gute Vorbereitung ist die halbe Miete: Was ist mein Ziel? Kontaktaufnahme, ungezwungener Austausch? Oder konkrete und fallbezogene Problemlösung?
»Das Problem besteht darin, dass ...«/»Das Problem ist gelöst, wenn ...«
- Überlegen Sie vorher, welche – auch kritischen – Fragen evtl. gestellt werden können und bereiten Sie sich auf die Antworten vor.
- Kontroverse Themen sollten Sie durch Einzelgespräche im Vorfeld vorbereiten.
- Bringen Sie auch mal ein paar persönliche Gedanken und Anekdoten mit ein.
- Bleiben Sie immer bei der Wahrheit. Authentizität ist ein großes Plus.
- Nicht vergessen: Denken Sie an Pausen, Getränke und Kekse!

5 Berufsgruppenübergreifende Zusammenarbeit

5.1 Was macht sie so schwer?

So sollte es sein: Respektvoller Umgang, klare Zuständigkeiten, patientenbezogene Kommunikation und das Gefühl, von allen im Team unterstützt zu werden, fördern die Zusammenarbeit verschiedener Berufsgruppen. Bei den Visiten stehen Ärzt*innen und Pflegekräfte gemeinsam am Bett der Patient*innen. Zur täglichen Routine gehören eine Schichtübergabe gemeinsam mit Ärzt*innen und Pflegekräften sowie das Briefing und das De-Briefing-Gespräch, um alle Mitarbeitenden auf den gleichen Informationsstand zu bringen und ein Wir-Gefühl zu schaffen, zu fördern und zu vertiefen. Allerdings ist dieses Idealbild oftmals eher Traum als Wirklichkeit: Aus Stress, Mangel an Zeit oder unbedachter Nachlässigkeit finden gemeinsamen Visiten oder vernünftige Übergaben nicht, nicht mehr oder nicht jedesmal statt.

Dabei wären diese Aktionen nur die Grundlage für eine erfolgreiches Zusammenspiel. Denn in der Praxis ist interprofessionelle Zusammenarbeit mehr als das Verständnis zu gemeinsamen Visiten oder Schichtübergaben: Es geht vor allem darum, ein Verständnis zu entwickeln, wie wichtig gemeinsame Termine grundsätzlich sind – mit Ärzt*innen und Pflegekräften. Themen sollten dann nicht nur Akten und Patient*innen sein. Es geht auch um Prozesse und Strukturen, die genau dort stattfinden, wo die beiden Berufsgruppen aufeinandertreffen: An gemeinsamen Schnittstellen nämlich. So werden Strukturprobleme deutlich, bei denen aufgrund mangelnder Organisation beider Berufsgruppen im täglichen Umgang Energie verloren geht.

Eines der Grundübel ist der nicht vorhandene Blick über den Tellerrand: Jeder kennt nur seinen Teil des Problems. Erst im Gespräch wird klar, wie die andere Seite etwas wahrnimmt und an welcher Stelle *geschraubt* werden muss, damit die Zusammenarbeit reibungsloser verläuft.

Bevor beide Berufsgruppen, Ärzt*innen und Pflege, ein gemeinsames Teamverständnis entwickeln können, steht die Ist-Analyse über die Schnittstellen zwischen Medizin und Pflege im Fokus der Aufmerksamkeit:

- Wer gibt was an wen und in welcher Qualität ab?
- Gibt es eine offene Fehlerkultur, aus der jeder lernen kann?
- Sorgen gemeinsame Teambesprechungen für Transparenz?
- Bestehen grundsätzliche Regelungen in Bezug auf ärztliche Anordnungen?
- Finden pflegerische und ärztliche Übergaben zum Schichtwechsel gemeinsam statt? Dabei sieht eine sogenannte begleitete Übergabe vor, dass ein*e Ärzt*in bei der Pflege und eine Pflegekraft bei den Ärzt*innen dabei ist.
- Sind Schichtkoordinator*innen etabliert, da Stationsleitung und Stellvertretung nicht zu allen Zeiten im Team sind und so die Umsetzung von Standards sichergestellt werden kann? Haben diese das Ansehen und die Akzeptanz aller Beteiligten, auch den Workflow der jeweils anderen Berufsgruppe entsprechend zu koordinieren?
- Fehlen diese, finden Ärzt*innen und Pflegekräfte oftmals keine Ansprechpartner*innen. Mit der Einführung von Schichtkoordinator*innen wird eine erfahrene Pflegekraft zum Ansprechpartner für die Kolleg*innen bzw. für den*die diensthabende*n Ärzt*in, koordiniert Zusammenarbeit und Prozesse und führt Briefing und De-Briefing zu Schichtbeginn bzw. zu Schichtende durch.
- Ist die Delegation vor allem administrativer Aufgaben durch das Stationssekretariat oder Codierfachkraft etabliert, damit alle anderen Berufsgruppen entlastet werden?

Erhellende Momente, von denen alle profitieren, sind dann die Basis, um gemeinsame Ziele zu formulieren und sie entsprechend zu erreichen. Die Analyse von Prozessen und Strukturen und die durch die Erkenntnisse angestrebte Optimierung für beide Berufsgruppen helfen, zukünftig besser zusammen zu arbeiten.

Gemeinsam geht mehr: Es stärkt nicht nur das Wir-Gefühl einer ganzen Abteilung, sondern kann hilfreich sein bei der abschließenden Analyse im Anschluss an eine Veränderung.

- Was hat gut funktioniert?
- Wo hat es gehakt?
- Was können wir beim nächsten Mal besser machen?
- Was war förderlich?
- Was hinderlich?

Das Ziel muss sein, wertfrei die scheinbare Hierarchie zwischen Ärzt*innen und Pflegekräften zu überwinden, konstruktive Dialoge zu suchen und über das zu reden, was beide Berufsgruppen immer und jeden Tag verbindet: Die gemeinsame Arbeit an den Patient*innen.

Zu jeder Zeit dürfen Ärzt*innen und Pflegekräfte einander unbequeme Fragen stellen. Dazu gehört beispielsweise für Pflegekräfte die Kritik, warum sie auf Ärzt*innen warten müssen, obwohl der Patient bereits vorbereitet ist oder gar schon in Narkose liegt. Wenn sich eine zeitliche Disziplinlosigkeit durch den Tag zieht, bedeutet es am Ende Überstunden für die Pflege, nur weil eine Ärztin oder ein Arzt die Termine nicht einhält bzw. nicht einhalten kann. Auch für Patient*innen sind unnötige Wartezeiten quälend und sorgen für schlechte Stimmung.

Ärztliche sowie pflegerische Leitungen müssen unverrückbar zum gemeinsamen Team stehen. Es muss spürbar sein in der Kommunikation und bei der Umsetzung notwendiger Maßnahmen, dass es keine unterschiedlichen Vorstellungen und Umsetzungen auf dem Weg zum Team als eine Einheit gibt. Hierbei lauern häufig die Fallstricke jahrhundertealter eingeübter hierarchischer Rollenverhältnisse zwischen Ärzt*innen und Pflegekräften.

5.2 Der Klassiker: Die Silo-Struktur

Historisch besteht in Deutschland immer noch das so genannte *Silo-Denken*. Auf der einen Seite steht die ärztliche Hierarchie: Ein*e Ärzt*in ist fachlich verantwortlich und kann eine Pflegekraft hier anweisen. Auf der anderen Seite bzw. parallel dazu gibt es die pflegerische Hierarchie: Die Pflegeleitung ist disziplinarisch und fachlich verantwortlich gegenüber der Pflegekraft.

Bei diesem Führungskonzept sind die Bereiche fachlich voneinander abgegrenzt. Das heißt im Alltag: Hat ein*e Ärzt*in mit einer Pflegekraft ein Problem, kann er*sie disziplinarisch nichts erreichen. Man muss in der Hierarchie den Weg über die Pflegeleitung nehmen. Diese Abgrenzung macht eine Zusammenarbeit in der Praxis schwerer; insbesondere dann, wenn die Pflege auf Abgrenzung geht oder Ärzt*innen Standesdünkel zeigen.

Sollen allerdings Top-Teams etabliert werden, in der alle Hand in Hand arbeiten, müssen neue Wege gegangen sowie routinierte und über Generationen geübte Hierarchie- und Führungskonzepte aufgebrochen werden.

Damit der Arbeitsfluss besser funktioniert, ist in einigen Kliniken ein Trend absehbar: In immer mehr Notaufnahmen beispielsweise werden die Pflegekräfte nicht mehr der Pflegeleitung, sondern der ärztlichen Leitung zugeordnet. Die Pflegekräfte werden also aus der Pflegehierarchie herausgelöst und erleben diese strukturelle Veränderung als eine große Bereicherung, da die (Gesprächs-)Wege sehr viel kürzer werden. Bei einem Problem wird nun einfach der*die Leitende Ärzt*in angesprochen – ohne den hierarchischen Weg über die Stations- und Pflegeleitung nehmen zu müssen. So können Probleme nicht nur schnell erkannt, sondern vor allem auch schneller gelöst werden. Das wiederum wirkt positiv auf Pflegekräfte und Ärzt*innen, da alle gemeinsam rasche Entscheidungen treffen und dementsprechend handeln können. In Kliniken, in denen diese Art der Abteilungsleitung bereits etabliert ist, entwickeln die Mitarbeitenden sehr schnell ein noch stärkeres Gefühl von Gemeinschaft: *Wir, die Kardiolog*innen* oder *Wir, die Nothelfer*innen* – gemeint sind dabei immer Ärzt*innen *und* Pflegekräfte – ein Team aus Profis. Somit steigt auch die

Identifikation mit dem eigenen Top-Team, der Team-Mission und den gemeinsamen Zielen.

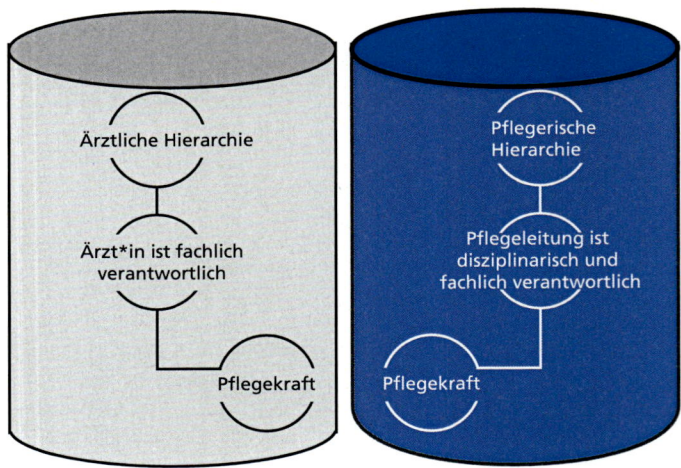

Abb. 11: Silo-Struktur

Eine Herausforderung stellt diese neue Struktur in organisatorischer, struktureller und führungstechnischer Hinsicht jedoch dar: Eine Pflegedirektion kann unter Umständen den unmittelbaren Zugriff auf Personal aus diesen Teams verlieren, um es an anderen Orten im Haus einzusetzen, ohne das Teamgefüge durch ständigen Wechsel zu beeinträchtigen. Dies mag nach Jahrzehnten des ungehinderten Einflusses auf Ort, Zeit und Umfang des Einsatzes von Pflegekräften zu Beginn einem Gefühl von Machtverlust gleichkommen.

Widerstände kann es auch aus den berufspolitischen Lagern geben. Eine Pflegekraft darf nicht einer*m Ärzt*in unterstellt sein.

Das sind nur zwei der unterschiedlichsten Argumentationen, mit denen gegen eine solche Teamkonstellation geschossen werden kann.

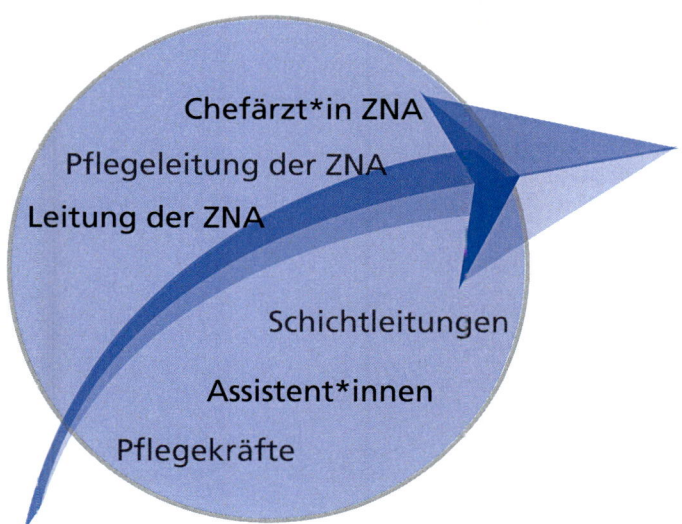

Abb. 12: Vom Silodenken zum interprofessionellen Top-Team

Vor- und Nachteile zu diesem Modell müssen in offenen Gesprächen zwischen ärztlichen Leitungskräften und Pflegeleitungen thematisiert, diskutiert und entsprechend abgewogen werden. Auch wenn dieser Gedanke für viele Neuland und undenkbar ist: aber das bestehende Silo-Denken zwischen beiden Berufsgruppen ist überaltert und wird den Anforderungen der Zukunft nicht mehr gerecht.

> Werden Stationen oder andere organisatorische Einheiten in Krankenhäusern als *Abteilung* bezeichnet, kann es auch zu einer Ab-Teilung – im wahrsten Sinn des Wortes – zu anderen Stationen kommen. Dann wird das Wort zur Tat: Ich teile mich ab, achte nur auf meine Station und nicht mehr auf das, was nebenan los ist. Besser: eine Station auch als Station benennen – das verbindet.

5.3 Aufgaben werden delegiert

Im Bestreben, die Pflege wieder aufzuwerten, aber auch mit einer zunehmenden Expertise und zur Entlastung der Ärzt*innen kommt es immer mehr vor, dass ärztliche Aufgaben an Pflegekräfte übergeben werden. Blutentnahmen oder das Abziehen eines Ports in der Chemotherapie liegen dann in der Hand der Pflegekraft. Allerdings setzen solche Verschiebungen voraus, dass,

- die Pflegekraft befähigt und angeleitet wurde, die Aufgaben zu übernehmen,
- ein gegenseitiges Einverständnis zwischen Ärzt*in, Pflegekraft und Pflegeleitung besteht,
- die Übergabe innerhalb eines kollegialen Gespräches stattfindet,
- eine Verschriftlichung und damit auch Rechtssicherheit für die Mitarbeitenden bezüglich der delegierten Tätigkeiten erfolgt,
- die delegierte Tätigkeit in einer SOP erfasst ist,
- die Pflegekraft vom Arzt*der Ärztin supervidiert wird, bis die Qualität sichergestellt ist,
- das Prozedere als gegenseitiges Geben und Nehmen von den Beteiligten empfunden wird.

Weigern sich Pflegekräfte, ärztliche Aufgaben zu übernehmen, liegt es oftmals nicht am Widerstand gegen Veränderungen, sondern eher an Ängsten aus mangelnder Praxis und Erfahrung. Viele sind beispielsweise nicht geübt in der Blutabnahme und haben Sorge, Patient*innen zu schaden. Deshalb beginnen solche Prozesse immer mit ärztlicher Unterstützung und sorgfältigen Anleitungen, um den Pflegekräften die Scheu zu nehmen.

Entscheidend für ein gutes Gefühl ist die Gerechtigkeit bei diesem Konstrukt: Ist die Pflegekraft stark eingebunden durch ihre originären, eigenen Aufgaben, muss auch ein*e Ärzt*in nach dem Grundsatz der gegenseitigen Unterstützung handeln. Ursprünglich pflegerische Handlungen, wie Patient*innen ein Glas Wasser zu reichen, sie umzulagern oder ein Kopfkissen aufzuschütteln, sollten dann genauso leicht und widerstandsfrei von der Hand gehen. Grundsätzlich ist das Delegieren von Aufgaben höher anzusetzen und immer auch ein Balanceakt: Denn auch Überlastungen, Zeitmanagement und sogar wirtschaftliche Gesichtspunkte spielen eine Rolle.

> Am Anfang der Corona-Krise hat sich der Workflow im Krankenhaus durch die neuen Hygienebestimmungen deutlich verändert. Da die Ressourcen für Schutzausrüstung wie Masken und Schutzkleidung begrenzt sind, wäre es sinnvoll, wenn die Ärztin allein das ISO-Zimmer betritt, solange unklar ist, ob der Patient infiziert ist, um ressourcenschonendes Arbeiten zu gewährleisten. In diesem Falle sieht die Ärztin es aber nicht als ihre Aufgabe an, »wieder alles selbst zu machen«, denn die Blutentnahme sei schließlich eine delegierte Tätigkeit, welche überwiegend vom Pflegepersonal übernommen wird. Es kommt zu der Situation, dass die Ärztin aus dem Zimmer kommt und sich die Pflegekraft ausschließlich für die Blutentnahme in ISO-Schutzbekleidung begeben muss. Dies erscheint ineffizient und hoch konfliktträchtig.
>
> Es ist sinnvoll, die verantwortlichen Führungskräfte zu informieren und eine verbindliche Regelung für alle zu treffen, die die berufsgruppenübergreifende Zusammenarbeit im Angesicht dieser Situation klar regelt. In diesem Falle sind der jeweils zuständige Chefarzt und die pflegerische Leitung gefordert, sich miteinander über das gemeinsame Vorgehen zwischen Ärzt*innen und Pflegekräften und den Raum für Delegation im Hinblick auf die aktuelle Ressourcenknappheit abzustimmen und diese auch gemeinsam im Rahmen einer Verfahrensanweisung bekannt zu geben. In diesem Fall kann dies auch bedeuten, dass das Blutabnehmen durch die Ärztin erfolgen muss.

Es gilt also: Aufgaben können, nach entsprechender Vorbereitung, fachlicher Einführung und dem gegenseitigen Einverständnis, auch zwischen Ärzt*innen und Pflege delegiert werden. Diese Aufgaben müssen aber zwingend eine Balance von Geben und Nehmen halten, in beide Richtungen funktionieren und sollten im Hinblick auf die Prozesse sinnvoll gestaltet werden. Sonst verpufft ihre Wirkung und wird nur als Mehrbelastung empfunden.

6 Herausforderungen für Teams

6.1 Teamfunktion bei der Burn-out-Prävention

Steigende Patientenzahlen, wachsende Aufgaben, Vielfalt, Rentabilitätsdruck – die Anforderung an Kliniken sind groß. Wer sie dauerhaft bewältigen will, muss sich und seine Mitarbeitenden davor schützen, auszubrennen. Schätzungen gehen davon aus, dass ein Drittel aller Pflegekräfte Burn-out-gefährdet ist (vgl. Schwendimann et al. 2014).

Funktionierende Teams machen den Mitarbeiterinnen und Mitarbeitern nicht nur mehr Spaß, sie tragen sogar wesentlich dazu bei, das individuelle Stressempfinden zu reduzieren. Arbeitsteilung, gemeinsame Verantwortung und soziale Unterstützung haben großen Anteil an der Burn-out-Prävention. Diese Pufferfunktion funktioniert jedoch nur dann, wenn innerhalb des Teams positive Strukturen und Abläufe vorhanden sind.

Eine weitere Schwachstelle: Eine sehr enge Identifikation des Teams mit den vorhandenen Defiziten kann unter Umständen sogar zu Gruppen-Burn-out-Symptomen führen. Die Unzufriedenheit und Erschöpfung eines Teammitglieds überträgt sich Stück für Stück auf die Kolleginnen und Kollegen. Burn-out resultiert also auch aus dem sozialen Umfeld. Umso wichtiger ist es für die Pflegeleitung, den Schutz der Teammitglieder im Sinn der Fürsorgepflicht als Führungsaufgabe zu erkennen und wahrzunehmen. Dazu gehören folgende Punkte:

- Mit Empathie zu spüren und zu erkennen, wie es den Mitarbeitenden wirklich geht.
- Die Belastungssignale ernst zu nehmen.
- Arbeitsleistungen anzuerkennen.
- Das Gemeinschaftsgefühl zu stärken.
- Für Fairness, Respekt und Gerechtigkeit zu sorgen.
- Wertschätzung auszudrücken.
- Im Team Prioritäten zu definieren und Vereinbarungen zu treffen.
- Die Optimierung von Prozessen und Abläufen voranzutreiben, die belasten und Zeit, Kraft und Energie kosten.

6.2 Konflikte erkennen und lösen

Wo Menschen aufeinandertreffen, entstehen unweigerlich Konflikte. Auch in gut funktionierenden Teams kann es mal krachen. Missverständnisse, Überforderungen, Missgunst, Unverständnis oder einfach nur schlechte Laune können so die Stimmung erheblich beeinflussen. Konflikte können sowohl auf der Sach- als auch der Beziehungsebene entstehen.

Typische Ursachen für Konflikte auf der Sachebene:

- Die gemeinsamen Ziele sind nicht klar.
- Es werden Ziele verfolgt, die miteinander konkurrieren oder sich widersprechen.
- Es besteht keine Einigung über Vorgehensweisen und Methoden.

Typische Konflikte auf der Beziehungsebene:

- Die Rollenverteilung ist nicht eindeutig.

- In der Beziehung zwischen Leitung und Team existieren Spannungen.
- Zwischen den Teammitgliedern kommt es zu Reibereien.

In der Praxis ist es nicht immer leicht, Konflikte der Sach- oder Beziehungsebene zuzuordnen. Auch wenn es vordergründig um Konflikte in Fachfragen geht, verbergen sich mitunter eher Schwierigkeiten auf der Beziehungsebene dahinter, wie Positions- oder Machtkämpfe. Teamleiter sollten deshalb auf Schwingungen und kleinste Signale achten, um zu versuchen, die eigentliche Ursache des Konfliktes zu ermitteln.

> Ein Mitarbeiter vermittelt zunehmend häufig einen niedergeschlagenen Eindruck, wenn er zu Dienstbeginn die Station betritt und erscheint demotiviert. Er scheint dabei unter hoher Belastung zu stehen, reagiert häufig angespannt und gereizt auf vermeintlich kleine Probleme und schon nach kurzer Zeit im Dienst sucht er den Pausenraum auf, scheinbar emotional hoch geladen. Die Leitung sucht das Gespräch mit ihm und erfährt als Grund deutliche Spannungen zwischen ihm und einem Assistenzarzt, welche die enge Zusammenarbeit aufs Äußerste strapazieren. Es kommt zu einem offenen und konstruktiven Gespräch mit dem Mitarbeiter. Die Leitung erarbeitet mit ihm einen Plan, wie eine mögliche Verbesserung durch einen offenen Dialog herbeigeführt werden kann und übernimmt die vom Mitarbeiter gewünschte Rolle des Moderators bei einem klärenden Gespräch. Schon durch diesen ersten Schritt sind deutliche positive Veränderungen im Verhalten des Mitarbeiters erkennbar. In einem anschließenden gemeinsamen Gespräch mit allen Beteiligten können die konfliktbehafteten Faktoren dann identifiziert und ein gemeinsames Vorgehen geplant werden, um die Spannungen aufzulösen. In diesem Fall geht der Assistenzarzt auf die Lösung ein. Sollte er blockieren, müsste seine Führungskraft aktiv in den Lösungsprozess miteinbezogen werden.
>
> Spannungen dieser Art, die nicht identifiziert bzw. unter den Teppich gekehrt werden, können zu einem *Schwelbrand* führen, der unter schlechten Umständen später zu einer Art Flächen-

brand werden kann. Werden Konflikte jedoch rechtzeitig erkannt, thematisiert und im Anschluss dann erfolgreich bewältigt, können sie das Team einen großen und wichtigen Schritt weiterbringen.

Auch in den anfangs beschriebenen Phasen der Teamentwicklung kann es immer wieder zu Konflikten kommen, die in die jeweilige Situation passen:

- *Orientierungsphase: Forming*
  Auf der Suche nach der eigenen Position probieren die Teammitglieder aus, wie weit sie gehen können – häufig auch in subtiler Weise. Werden sich anbahnende Konflikte bereits in dieser Phase erkannt und thematisiert, lassen sich zu erwartende heftigere Auseinandersetzungen vorbeugen.
- *Konfrontationsphase: Storming*
  Die Teammitglieder ringen um ihre Stellungen innerhalb der Gruppe. Macht- und Konkurrenzverhalten sind stark ausgeprägt. Das gegenseitige *Abtasten* der Teammitglieder kann in offene Feindschaft umschlagen. Das Eingreifen der Stationsleitung ist jetzt unabdingbar. In harten Fällen droht eventuell als letzte Konsequenz, dass Konfliktparteien das Team verlassen müssen.
- *Kooperationsphase: Norming*
  Konflikte reduzieren sich erkennbar, vorausgesetzt, sie wurden erkannt, angesprochen und gelöst. Andernfalls bergen sie Potenzial, sich immer wieder neu zu entladen.
- *Wachstumsphase: Performing*
  Obwohl das Team in dieser Phase dem Grundsatz nach optimal aufgestellt ist, kann es jetzt zu Konflikten kommen, weil beispielsweise Ermüdungs- oder Sättigungserscheinungen auftreten (Krüger 2012) oder die Motivation abflacht, sich mit der Entwicklung des Teams zu beschäftigen. Kommen jetzt neue Teammitglieder hinzu oder brechen alte, nicht thematisierte Konflikte wieder auf, kann es leicht zu einem Rückfall in die Konfrontationsphase kommen.

> Obwohl Konflikte meist als unangenehm und belastend empfunden werden, beinhalten sie auch Chancen. Sie verhindern Stagnation, führen zu neuen Lösungen, grenzen ab, schaffen Identitäten und Gemeinschaftserlebnisse, bewirken Veränderungen und bauen Feindbilder ab – wenn die Leitungskraft Konflikte gut moderiert.

6.3 Erste Hilfe bei Konflikten in Teams

Tritt ein Konflikt auf, gilt für die Teamleitung:

- Neutral bleiben.
- Schnell reagieren.
- Den Konflikt noch vor dem Dialog mit den Konfliktparteien analysieren.
- Ursachen und Hintergründe des Konflikts identifizieren.
- Allen Beteiligten zuhören.
- Fokussierung und konsequentes Hinarbeiten auf eine Lösungsentwicklung vorantreiben.

Eine offene Kommunikation mit allen Beteiligten ist der Schlüssel zur Konfliktlösung.

> Achtung: Selbst, wenn eine Lösung wie ein offenes Buch vor Ihnen liegt, kann es viel zu früh sein, sie gleich zu benennen. Oft müssen zunächst Verletzungen aufgearbeitet, alle Meinungen gehört und bestehende Vorurteile geklärt werden. Dann erst ist Zeit für die Präsentation von Lösungsvarianten. Alles getreu nach Victor Hugo: nichts ist so überzeugend wie eine Idee, deren Zeit gekommen ist.

Konfliktanalyse

Entsteht ein Konflikt, sind bei der Analyse folgende Fragen von zentraler Bedeutung:

1. Wie ist der Konflikt entstanden?
2. Wie nehmen die Konfliktparteien ihre Situation wahr?
3. Welche Streitpunkte werden vorgebracht?
4. Welche Beweggründe gibt es?
5. Welche Stufe der Eskalation hat der Konflikt erreicht?
6. Wie stellt sich die individuelle Situation der Konfliktparteien dar?
7. Welche Ansatzpunkte zur Konfliktlösung sind erkennbar?

Konfliktmoderation

Nach der Analyse des Konflikts hat die Teamleitung die nicht immer einfache Aufgabe der Konfliktmoderation. Obwohl in Konfliktsituation die Fronten häufig verhärtet sind und beide Parteien versuchen, die Stationsleitung auf ihre Seite zu ziehen, müssen Konflikte nachhaltig gelöst und befriedet werden, um die Handlungsfähigkeit des Teams nicht zu gefährden. Und zwar gerecht, fair und möglichst neutral bzw. allparteilich. Die folgenden Leitsätze sind dabei hilfreich:

- Das Gespräch konstruktiv auf Ziele ausrichten, statt *alte Geschichten* aufzuwärmen.
- Vorschussvertrauen hervorheben, statt Misstrauen zu fördern.
- Auf Beweglichkeit positiv eingehen, statt gegen Sturheit anzukämpfen.
- Übergeordnetes Interesse benennen, statt auf Partialinteresse einzugehen.
- Gewinn für beide Seiten betonen, statt scheinbare Vorteile für die eine oder andere Seite auszuleuchten.
- Dabei zu unterstützen, die »Gesichter« der Parteien zu wahren, statt eine Demaskierung zuzulassen.

Das Ziel ist die konstruktive und friedliche Einigung in Konfliktsituationen mit einem Win-Win-Ergebnis. Dieser Ansatz geht über einen klassischen Kompromiss (»fauler Kompromiss«) hinaus. Im Vordergrund steht der großmögliche beiderseitige Nutzen, wobei über die sachliche Übereinkunft hinaus auch für beide Verhandlungsseiten die Qualität der persönlichen Beziehung gewahrt bleiben soll. (Nach Harvard-Konzept, Fisher et al. 1984.)

Die Teamleitung muss den Konflikt in überschaubarer Zeit und zügig lösen, da ungelöste Konflikte ein ganzes Team sprengen können – vor allem, wenn es zu Gruppenbildungen kommt, bei denen eine Gruppe gegen eine andere, die Gruppe gegen ein Teammitglied oder das Team gegen die Leitung Stellung bezieht. Erreicht das Konfliktpotenzial Ausmaße, die allein nicht mehr lösbar sind, müssen Pflegedirektion und Ärztliches Direktorium eingeschaltet werden. Eskaliert die Situation, hilft nur noch eine Mediation durch einen unbeteiligten Dritten.

6.4 Déformation professionnelle

In manchen Kliniken ist es schlechter Stil, sarkastisch, unsachlich oder herabwürdigend über Patientinnen und Patienten zu reden. Sprache drückt die Befindlichkeit jeder*s Einzelnen aus, Sprache schafft Realität und bildet sie ab. Die Verrohung der Sprache, gerade in Bezug auf Patient*innen, scheint im ersten Schritt eine Verbundenheit des medizinisch-pflegerischen Teams und eine Art Stressabbau zu sein, ist aber eine Gefahr und zeigt deutlich die Überlastung des Personals. Oftmals kann man das vor einem liegende Leid nicht (mehr) ertragen. Man interpretiert es um, um scheinbar die Hoheit des Handelns wiederzubekommen.

Diese *Déformation professionnelle* kann zu einer eingeengten Sichtweise, zu Fehlurteilen oder zu sozial unangemessenem Verhalten führen. Die Mitarbeitenden werden betriebsblind und retten sich in Sarkasmus und Ironie. Hier gibt es nur eine Devise: Führungskräfte müssen diese Entgleisungen umgehend stoppen, die starke Überlastung zum Thema machen und wieder Respekt im Umgang mit Kolleg*innen und Patient*innen einfordern. Supervisionen und Achtsamkeitstrainings tragen hier zur Verbesserung der Selbsthygiene bei.

Unterbinden Führungskräfte dieses Verhalten nicht, kann es unterschiedliche Konsequenzen haben: Patient*innen und/oder Angehörige spüren die Ablehnung und wechseln die Klinik. Mitarbeitende, die sich damit nicht identifizieren, kündigen. Schlimmstenfalls kann es im Team auch zu Burn-out-Erfahrungen kommen, da die Verrohung der Sprache als Signal nicht rechtzeitig erkannt und nicht dementsprechend gegengesteuert wurde.

> Der Chefarzt einer psychiatrischen Klinik kommt von einem Kongress zurück und entdeckt vor dem Stationszimmer eine frisch gezogene rote Linie auf dem Boden. Während seiner Abwesenheit haben die Pflegekräfte seiner Abteilung den Hausmeister gebeten, diese Trennlinie in einer leuchtenden Farbe zu ziehen. Damit solle den Patientinnen und Patienten signalisiert werden, Abstand von der Kanzel zu halten und den Bereich der Pflegekräfte nicht zu betreten. Dieser Wunsch nach Distanz ist ein deutliches Signal für die Überforderungen einer ganzen Abteilung. Eine *Déformation professionnelle*. Auf Bestreben des Chefarztes wurde das Team umgehend supervidiert und die Trennlinie entfernt.

7 Mehr Pflegekräfte per Gesetz – Chancen und Risiken

Seit dem 1. Januar 2021 greift die Pflegepersonaluntergrenzen-Verordnung vollumfänglich. Diese legt per Gesetz Personaluntergrenzen für pflegeintensive Krankenhausbereiche fest. Wenn Stellen nicht besetzt sind, heißt das: Bettenabbau, Stationen schließen, Umsatzeinbußen, Patientinnen und Patienten abweisen. Betroffen sind die Intensivmedizin, Geritarie, Kardiologie, Unfall- und Herzchirurgie, Neurologie und die Neurologische Schlaganfalleinheit und Frührehabilitation. In diesem Zusammenhang wird auch festgelegt, welchen Grenzwert der Anteil von Pflegehilfskräften jeweils nicht überschritten werden darf, damit ausreichend qualifiziertes Personal zur Verfügung steht. Die Verordnung schreibt außerdem die maximale Anzahl von Patient*innen vor, für die eine Pflegekraft zuständig sein darf. In der Unfallchirurgie beispielsweise für zehn Patient*innen in der Tagschicht und für 20 Menschen nachts. Die Mindestanforderungen sollen dafür sorgen, dass das vorhandene Pflegepersonal nicht überlastet und Patientinnen und Patienten sicherer versorgt werden.

Auch wenn dieses Gesetz Pflegekräfte unterstützen soll, reagieren viele eher verunsichert, da die Auswirkungen sehr unterschiedlich erlebt werden. Es kann beispielsweise sein, dass die Entlastung für die Pflegekräfte zwar auf dem Papier steht, sich aber in der Praxis nicht wirklich positiv auszuwirken scheint. Arbeitsbelastung ist dabei sehr häufig asymmetrisch über verschiedene Stationen und Abteilungen verteilt, sodass in einigen ein ständiger Mangel herrscht und in anderen Bereichen durchaus Kapazitäten frei werden, wenn Personal gewonnen werden kann. Auch der Abzug von Personal aus einigen Bereichen, um an anderer Stelle die gesetzlichen Anforderungen zu erfüllen, führt dort wiederum zu einer höher erlebten Belastung und oft auch zu Unmut über das häufige Abgeben von Pflegekräften.

Trotz einer erhöhten Anzahl von Pflegekräften wird auf manchen Stationen die gesteigerte Anwesenheit und Anzahl von Pflegekräften bisweilen trotzdem nicht als Entlastung wahrgenommen. Das Gefühl, dass sich nichts verbessert und immer noch subjektiv zu wenig Kolleginnen und Kollegen auf Station sind, wird weiter proklamiert.

Denn in den Köpfen ist immer noch verankert, dass zu wenige Pflegekräfte für zu viele Patient*innen verantwortlich sind – obwohl es objektiv längst anders ist. Es gilt daher zunächst, die Prozesse zu überprüfen und die Ursachen zu analysieren, da insuffiziente Abläufe und Standards auch einen Zuwachs an Pflegekräften quasi »auffressen« können. Folgende Fragen können in diesem Zusammenhang gestellt werden:

- Wie sind die internen Prozesse organisiert, wo läuft es, wo nicht?
- Wie hoch ist der Krankenstand?
- Wie geht die Teamleitung mit Krankheit um?
- Gibt es ein Ausfallmanagement, das die arbeitenden Kolleg*innen entlastet?

Auf der anderen Seite kann es auch dazu kommen, dass ein Mehr an Zeit durch einen anderen Pflegeschlüssel nicht sinnvoll genutzt wird. Dieses Phänomen erklärt sich dadurch, dass Pflegekräfte, ausgelöst durch einen ungeheuren Zeit- und Arbeitsdruck in den vergangenen Jahren, bisweilen verlernt haben könnten, sich Zeit zu nehmen: Also langsam zu gehen, inne zu halten, Kurzgespräche mit Patient*innen zu führen, wenn sie bei diesen Anspannungen, Ängste oder andere starke Emotionen wahrnehmen Auch der Kontakten bei der allgemeinen Versorgung, beispielsweise bei der Essensausgabe, fand stets unter Zeitdruck statt; Zeit für Gespräche war nie. Anstatt Ängste in Gesprächen zu zerstreuen, zuzuhören und empathisch zu sein, waren sie lange darauf gedrillt, immer schnellere, effiziente, professionelle, die Ärzt*innen unterstützende und vor allem apparative Pflegearbeit zu leisten. Dabei waren diese ersten Punkte bei vielen die ureigenste Motivation, einen Beruf in der Pflege überhaupt zu ergreifen. An dieses entschleunigte Verhalten müssen sie jetzt wieder herangeführt werden.

Wie jede Veränderung braucht auch diese Gesetzesänderung Führung: Stationsleitungen müssen in Zusammenarbeit mit der Pflegeleitung, Geschäftsführungen und Chef- und Oberärzt*innen nicht nur die Abläufe auf den Stationen neu organisieren und vorhandene Potenziale sinnvoll nutzen, sondern auch die Verteilung der Mitarbeiterschlüssel über die Stationen und Funktionsbereiche im Haus überarbeiten ggf. neu einteilen bzw. neue Wege beschreiten wie die Etablierung eines Ausfall-Pools oder Partnerstationskonzepte, die sich bei Engpässen gegenseitig unter die Arme greifen.

Und zum Schluss …

Sie wissen jetzt, wie Sie ein Team formen und fördern, kennen die Tricks und Kniffe, auch schwierige Klippen zu umschiffen. Aber selbst, wenn eine Mannschaft als gutes Team steht, ist es ein ständiger Prozess, diesen Zustand auch zu erhalten. Stress durch Überlastung beispielsweise kann zur Singularisierung führen, macht also aus jedem Individuum wieder eine*n Einzelkämpfer*in. Der Teamgedanke bleibt dann auf der Strecke. Auf den Stationen kommt es in der Folge dazu, dass betroffene Mitarbeiterinnen und Mitarbeiter nur noch die Schicht *überleben* wollen. Es fehlt der Blick für die Kolleginnen und Kollegen, die in gleicher Weise arbeiten und fühlen. Die Rasierklingen sitzen an den Ellenbogen und jeder kämpft für sich allein. Entwickelt sich eine Station in diese Richtung, mangelt es an Führung, Kommunikation und fehlender Perspektive.

Jetzt ist wieder Zeit, um über die Prozesse nachzudenken und sich neu aufzustellen. Denn diesem Einzelkämpfer-Phänomen kann natürlich aktiv entgegengewirkt werden, wenn es gelingt, den Teamgedanken wieder zu wecken, getreu nach dem Musketier-Prinzip: Eine*n für alle, alle für eine*n – auch über die eigene Station hinaus. Wenn es gelingt, durch den Teamgedanken den Horizont zu erweitern und so – wieder – das Große und Ganze zu sehen, können und werden Pflegekräfte auch bei Bedarf auf anderen Stationen mithelfen, wenn dort *Land unter* ist. Das sind die echten Schätze einer guten Teamarbeit.

Literatur

Amelsvoorts P., Benders J. (1996) Team time: a model for developing self-directed work teams, International Journal of Operations & Production Management, Jg. 16, Heft 2, S. 159-170, DOI: 10.1108/01443579610109901

Duhigg, C. (2016) – What Google learned from its quest to build the perfect team. (https://www.nytimes.com/2016/02/28/magazine/what-google-learned-from-its-quest-to-build-the-perfect-team.html, Zugriff am 26.10.2020)

Ernst C., Chrobot-Mason D. (2010) Boundary Spanning Leadership: Six Practices for Solving Problems, Driving Innovation, and Transforming Organizations. New York: McGraw-Hill Publishers.

Fisher, R., Ury, W., Patton, B. M. (Hrsg.) (1984): Das Harvard-Konzept. Der Klassiker der Verhandlungstechnik. Campus-Verlag, Frankfurt am Main / New York

Fleischer, W. (2010): T.e.a.m. – Toll, ein anderer macht's?. Deutscher Ärzte-Verlag/DIVI/2010; 1 (2), S. 56

Fleischer, W. (2012): Wie wird aus einer Gruppe ein erfolgreiches Team geformt? Chefärzte in Schlüsselfunktion. Chefärzte Brief 2-2012, S. 16–18

Fleischer, W. (2013): Teamentwicklung – Das Ganze ist mehr als die Summe seiner Teile – Teamentwicklung. Im OP, 2013;3: S. 123–126

Fleischer, W. (2014): Gruppe oder Team? Auf den Unterschied kommt es an. Deutscher Ärzte-Verlag/DIVI/2014; 5 (4), S. 161

Fleischer, W., Hogan B. (2016) Wirksam führen. Ein Leitfaden für Chef- und Oberärzte. Stuttgart: Kohlhammer.

Hackman, R. (2002) Leading Teams: Setting the Stage for Great Performances. Boston: Harvard Business Review Press.

Hibbeler, B. (2011): Ärzte und Pflegekräfte – ein chronischer Konflikt. Deutsches Ärzteblatt, Jg. 108, Heft 41, S. A2138–2144

Hibbeler, B. (2012): Ärzte und Pflegekräfte – Keine Chance für Vorteile. Deutsches Ärzteblatt, Jg. 109, Heft 46, S. A2294–2295

Katzenbach R, Smith D, (2005) The Discipline of Teams. Massachusetts: Harvard Business Review Press.

Lencioni, P.M. (2002) The Five Dysfunctions of a Team: A Leadership Fable. San Francisco: Jossey-Bass.

Maxwell J. (2001) 17 Indisputable Laws of Teamwork. Nashville: Thomas Nelson, Inc.

Overeem B. (2015) The 25 Characteristics of a Great Development Team. (https://medium.com/the-liberators/the-25-characteristics-of-a-great-development-team-ee6af393c91a, **Zugriff am 26.10.2020**)

Schwendimann R., Widmer M., De Geest S., Ausserhofer D. (2014): Das Pflegefachpersonal in Schweizer Spitälern im europäischen Vergleich. Obsan Bulletin; Heft 3, S. 1–4.

The American Society for Quality (2015) ASQ International Team Excellence Award (**ITEA**) Criteria. (https://asq.org.in/wp-content/uploads/2016/06/ASQ-ITEA-Criteria-Rev.pdf, Zugriff am 26.10.2020).

Tuckman B. W. (1965): Developmental sequence in small groups. Psychological Bulletin; Heft 63, S. 384–399

Welt.de (2016) Auf dem Mars Leben heißt einmal duschen pro Woche. (https://www.welt.de/wissenschaft/article157889061/Auf-dem-Mars-leben-heisst-einmal-duschen-pro-Woche.html, **Zugriff am 26.10.2020**)

Zander B., Köppen J., Busse R. (2017) Personalsituation in deutschen Krankenhäusern in internationaler Perspektive. In: KlauberJ et al. (Hrsg) Krankenhausreport 2017. Schattauer, Stuttgart.

Stichwortverzeichnis

A

Achtsamkeit 53 f., 77
Akzeptanz 18, 30, 39 f., 42
Arbeitszufriedenheit 15
Aufgaben und Rollenklarheit 18
Aufgabenspezifische Klarheit 18
Augenhöhe 30 f.

B

berufsgruppenübergreifende
　Zusammenarbeit 23, 62, 69
Beziehungsebene 71 f.
Bindungsanalyse 43 f., 47 f.
Briefing 51, 62 f.
Burn-out-Prävention 70

D

De-Briefing 51, 62 f.
Déformation professionnelle 76 f.
Delegation 63, 69
Distanz 54 f., 57, 77

E

emotionale Verbundenheit 18
Entlastung 68, 78 f.
Erste Hilfe bei Konflikten 74

F

Feedbackgespräch 15, 41
Fehlerkultur 21, 52, 63
Forming 25, 73
Fortbildungen 11, 52

G

gemeinsame Ziele 17, 20, 36, 64

I

Interaktion 17

J

Jahresgespräch 11, 15

K

Kommunikation 17, 23, 30 f., 33,
　36, 53, 60, 62, 64, 74, 81
Konfliktanalyse 75
Konflikte erkennen und lösen 71
Konfliktmoderation 75

L

Leistungsverhalten 13, 41

M

Mitarbeiterbesprechung 52, 57, 59

N

Nähe 15, 48, 55, 57
Norming 26, 73

P

Performing 26, 73
persönliche Motivation 18
Pflegepersonaluntergrenzen 78
Phasen der Teambildung 25
Positionierung nach außen 18
Potenzial der Mitarbeiter erkennen und fördern 32
Psycho-Hygiene 54

R

Riskante Teamdynamiken 36

S

Sachebene 71
Schnittstellen 18, 22 f., 29, 50, 59 f., 62 f.
Selbst-Management 54
Silo-Struktur 65
Soziogramm 40 f., 48, 50, 53
Storming 26, 73

supervision 41
Supervision 2, 52 f., 77
– Führungs- 53

T

Talentdialog 15
Team
– depressives 37 f.
– fraktioniertes 41 f.
– mauerndes 39
– unerfahrenes 36
Teambildung 6, 27, 35, 38
Teamentwicklung 18, 26, 73
Teamführung 15, 26, 51
Teamkoordination 29
Teamleiter 11 f., 27, 29, 43, 55, 72, 75
– Anforderungen an den 28
Teammoderation 29
Teamrad 27
Top-Team 5, 13, 31–34, 51, 65 f.
– Extrembelastung für ein 34

U

Überzeugen durch gute Führung 32

W

Wagenrad 18
Wir-Gefühl 21, 24, 26, 58, 62, 64